대장암 100문100답

대장암센터 지음

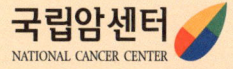

추천사

국립암센터는 2001년 개원 이래 국가 암관리의 중추기관으로서 암에 대한 연구·진료·관리 및 교육 분야에서 최고의 전문성을 갖춘 기관으로 성장하면서 국민을 암으로부터 보호하는 데 많은 노력을 기울여 왔습니다. 또한 암에 대한 올바른 정보를 널리 알려 국민에게 희망을 주기 위해 힘써 왔으며, 그 일환으로 국가암정보센터(www.cancer.go.kr)를 통해 정확한 암 관련 통계와 자료를 제공하는 한편, 환자들의 절실한 물음과 그에 대한 답을 모아 '100문100답' 총서를 발간하고 있습니다.

암 진단을 받으면 누구나 한동안은 일종의 공황 상태에 빠지게 됩니다. 이어 치료에 대한 막연한 두려움이 들고, 치료의 구체적 내용과 결과에 대한 궁금증도 생깁니다. 이러한 두려움과 궁금증을 해소해 줄 수 있는 정확한 정보를 구하기가 힘들어 환자와 가족은 답답해지기 마련입니다. 각종 웹사이트와 블로그 등에 암에 대한 숱한 이야기가 올라 있지만, 환자에게 실질적인 도움을 줄 의료 정보로서는 한계가 뚜렷합니다. 정확한 전문지식과 축적된 경험을 담은 정보는 환자와 가족의 알 권리를 충족하는 차원을 넘어 치료 선택 과정에서의 혼란과 불필요한 지연을 피하게 해줍니다.

　대장암은 우리나라의 암 중 발생률 2위(갑상선암 제외), 사망률 3위를 차지하는, 국민 건강을 크게 위협하는 질환입니다. 그러나 대부분의 대장암은 선종에서 시작하여 천천히 암으로 진행하기 때문에 정기 검진을 통해 선종을 대장내시경으로 제거하면 예방이 가능합니다. 대장암으로 진행된 상태라 해도 내시경적 절제, 수술, 항암화학치료 및 방사선치료 등 다학제적 치료를 통해 많은 경우에 완치를 기대할 수 있습니다.

　국립암센터 의료진이 그간 축적해 온 진료와 상담 경험을 기반으로 보다 많은 국민들에게 정확한 정보를 제공하기 위해 만든 이 책이 환자와 가족, 그리고 일반 독자에게 두루 도움이 되면 좋겠습니다.

—국립암센터 원장 이은숙

책머리에

　지난 2006년 저희 대장암센터에서는 대장암 환자와 가족, 일반인을 대상으로 『대장암! 극복할 수 있다』라는 책자를 펴낸 바 있고, 그 뒤 계속 수정 보완 작업을 하여 2011년 '100문100답' 총서의 하나로 『대장암 100문100답』을 발간했습니다. 이후 시간이 지나면서 대장암에 관한 새로운 연구 결과가 많이 나왔으며, 치료 분야도 발전을 거듭해 왔습니다. 이에 대장암센터에서는 책자 내용을 새로이 보완하여 『대장암 100문100답』 개정판을 발간하게 되었습니다.

　2014년도 통계를 보면 우리나라에서 2만 6,978명의 대장암 환자가 발생해 주요 암 중 발생률 2위(갑상선암 제외), 사망률 3위를 차지했습니다. 이 같은 발생률은 미국·영국·일본 등보다 더 높은 수준입니다. 줄곧 증가 추세를 보이던 발생률이 다행히도 2012년 이후 감소하기 시작했지만, 대장암은 여전히 발생률 2위의 암으로 국민의 건강을 크게 위협하고 있습니다.

　하지만 지나치게 걱정할 필요는 없습니다. 암으로 진단된 경우라도 초기에 발견되면 수술적 절제를 통해 대부분 완치가 가능하며, 진행된 암일지라도 다학제적 치료를 통해 많은 경우에 완치가 가능합니다. 양성자치료를 비롯한 다양한 방사선요법은 수술로 절제가 불가능한 병소의 치료를 가능케 하고, 복강경을 이용한 최소 침습 수술은 수술 후의 통증을 크게 줄여 환자의 삶의 질을 향상시킵니다. 또한 일부 조기 대장암의 경우에는 수술적 절제가 아닌 내시경적 절제만으로 완치를 기대할 수 있습니다. 이런 가운데 우리나라의 대장암 5년 생존율은 1993~1995년 54.8%였던 것이 2010~2014년에는 76.3%로 괄목할 만한 진전을 보였습니다.

의학적 차원에서 삶이란 전신의 세포들이 꾸준히 성장하고 분화하고 소멸하고 재생하면서 각자의 기능을 수행하는 과정이며, 암이란 다른 모든 병이 그렇듯 신체의 일부에서 그 정연한 과정이 교란된 상태입니다. 이렇게 보면 암은 '삶의 한 상태'일 뿐입니다. 과도하게 두려워할 필요가 없습니다. 이 책이 대장암 투병 환자와 그 가족들에게 실질적인 도움을 주고 굳건한 희망의 원천이 되기를 바랍니다.

—대장암센터장 손대경

대장암 100문100답 · 차례

추천사 2
책머리에 4

대장암의 일반적 이해

01 대장은 어떻게 생겼고 무슨 기능을 합니까? 11
02 암이란 무엇인가요? 12
03 종양이라면 곧 암을 말합니까? 14
04 대장암이란 어떤 것이고 얼마나 흔한가요? 14
05 대장암의 주된 원인은 뭔가요? 16
06 변비가 대장암을 유발할 수 있나요? 18
07 치질도 오래되면 대장암을 일으킬까요? 19
08 대장암에 잘 걸리는 직업이 따로 있습니까? 20
09 음주와 흡연도 대장암 발생과 관련이 있나요? 21
10 궤양성 대장염 환자입니다. 이런 경우 대장암이 많이 생긴다던데 사실인가요? 21
11 대장암 예방법을 알고 싶습니다. 아스피린을 먹으면 좋다는 말도 있던데요? 22
12 대장용종에 대해 설명해 주십시오. 23

유전성과 가족성 대장암

13 유전성 암과 가족성 암은 같은 게 아닌가요? 25
14 어떤 경우에 유전성 대장암을 의심해야 합니까? 26
15 제가 유전성 대장암이라는데, 아이들에게 암이 생길 가능성은 얼마나 되나요? 27
16 유전성인지는 몰라도 아버지가 대장암 수술을 받았습니다. 저희에게도 발생할 가능성이 큰가요? 28

대장암의 증상과 진단 방법

- 17 대장암의 증상을 알고 싶습니다. 29
- 18 암의 위치에 따라 증상이 다르다지요? 30
- 19 대변을 볼 때 피가 묻어 나옵니다. 대장암일까요? 31
- 20 대장암 검사 방법이 다양하다는데 무엇입니까? 31
- 21 대장암 검진 프로그램이란 것이 있다죠? 33
- 22 대장내시경 검사는 어떻게 받는 건가요? 34
- 23 내시경 검사를 덜 힘들게 받는 방법이 있나요? 35
- 24 검사에서 용종이 발견되면 어떻게 합니까? 37
- 25 대장이중조영 검사란 무엇인가요? 37
- 26 전산화 단층촬영(CT)을 한다는데 특별히 유의할 점은 없는지요? 39
- 27 CT 가상내시경 검사라는 것도 있다면서요? 40
- 28 대장암 진단에서도 자기공명영상(MRI) 검사를 하나요? 41
- 29 초음파 검사는 어느 경우에 합니까? 43
- 30 PET이니 PET-CT니 하는데 무슨 검사들이지요? 43
- 31 대장암의 병기 분류 기준과 생존율이 궁금합니다. 45

대장암의 치료-수술적 치료

- 32 암의 위치에 따라 수술 방법이 상당히 다르다던데요? 49
- 33 내시경을 이용한 절제는 어떤 경우에 가능한가요? 51
- 34 대장암도 복강경수술을 합니까? 52
- 35 수술 시에 하는 마취의 종류를 설명해 주십시오. 53
- 36 수술 후의 통증이 걱정되네요. 55
- 37 저희 아버지는 연세가 80세이시고 천식까지 있는데 수술이 가능할까요? 56
- 38 수술 후 합병증에는 어떤 것들이 있나요? 57
- 39 장유착, 장폐색이란 무슨 현상인가요? 59
- 40 수술을 하면 배변 습관에 변화가 생깁니까? 60
- 41 배뇨장애나 성기능의 장애도 흔히 오나요? 60

| 42 | 수술 후 항문 주위가 헐어서 아픕니다. 좌욕 요령을 알려주세요. 61 |
| 43 | 수술 후에 평소 하던 운동을 계속 해도 되나요? 만약 해도 된다면 언제부터 해야 하나요? 62 |

대장암의 치료-항암화학요법

44	항암화학요법이란 무엇입니까? 65
45	방사선치료와는 쓰임새가 어떻게 다르죠? 66
46	수술 후 보조 항암화학요법을 하거나 안 하는 기준은 무언가요? 67
47	항암화학요법의 기간은 어떻게 되나요? 68
48	항암치료를 받으면 생존율이 얼마나 높아지나요? 68
49	대장암 치료에는 무슨 항암제들을 사용하지요? 69
50	먹는 항암제가 주사제보다 더 편하지 않습니까? 70
51	분자표적치료제라는 신약은 효과가 큰가요? 71
52	항암치료를 받다가 중단하는 수도 있는지요? 73
53	항암제 부작용이 심하다는 말을 많이 들어서 두렵습니다. 74
54	구토와 설사, 발열에 대처하는 방법을 가르쳐주십시오. 75
55	항암화학요법 중 주의해야 할 음식물은요? 76
56	몸에 케모포트라는 걸 설치한다는데 무슨 말인가요? 77
57	비소화합물이나 인삼이 항암 효과가 있나요? 79

대장암의 치료-방사선치료

58	어느 경우에 방사선치료를 받습니까? 81
59	직장암의 방사선치료를 수술 전에 한다네요. 왜지요? 83
60	방사선치료는 얼마 동안 하게 되나요? 84
61	방사선을 그렇게 쐬면 통증 등 부작용이 생기지는 않는지요? 84
62	직장암의 방사선치료 때문에 배변 습관이 변하나요? 85
63	배뇨장애가 올 수도 있나요? 87
64	방사선치료 중 성생활을 해도 될까요? 87

| 65 | 치료 중에 목욕을 해도 괜찮은가요? 88
| 66 | 항문 통증이 심해지면 어떡하지요? 88

■ 암의 재발과 전이

| 67 | 대장암의 재발 양상과 그 치료 방법이 궁금합니다. 89
| 68 | 혈액 전이와 림프절 전이는 어떻게 다른가요? 91
| 69 | 간으로 전이된 암은 치료가 가능한가요? 92
| 70 | 고주파 열치료라는 게 간편하다던데요? 94
| 71 | 폐로 전이된 것은 어찌합니까? 95
| 72 | 복막으로 전이되면 치료가 어렵다면서요? 96
| 73 | 척추 뼈로 전이된 경우에는요? 97

■ 통증 조절

| 74 | 통증은 왜 생기나요? 99
| 75 | 진통제에는 어떤 종류들이 있나요? 100
| 76 | 마약성 진통제를 쓸 때 주의할 점은 뭔가요? 102
| 77 | 통증 조절을 위한 보조요법에 대해 알고 싶습니다. 103
| 78 | 조절되지 않는 통증에 대처할 다른 수단은 없습니까? 103
| 79 | 진통제에 중독되면 어쩌지요? 104
| 80 | 통증을 조절하는 약물은 진통제뿐인가요? 105
| 81 | 진통제의 부작용과 대처 요령을 요약해 주세요. 107
| 82 | 척수진통법은 어떤 방법인가요? 108

■ 장루 관리

| 83 | 수술하면서 장루를 만든다던데 무슨 말입니까? 109
| 84 | 어떤 경우에 장루를 내나요? 110
| 85 | 그러면 장루에도 여러 종류가 있는 건가요? 111
| 86 | 장루 관리에 필요한 물품이 많겠군요. 112

87	냄새는 어떻게 합니까? 113
88	장루 주위 피부의 관리도 중요하겠지요? 113
89	음식 섭취에서 유의할 점은요? 114
90	일상생활과 관련해 또 알아둘 점은 없나요? 116
91	장루 환자도 성생활과 임신을 할 수 있습니까? 117
92	병원에 가야 할 상황은 어떤 것들인가요? 117

대장암 치료 후 일상 관리

93	대장암 치료 후 체중이 늘고 있습니다. 영양 관리를 잘못 하는 걸까요? 119
94	암 치료 후 병원에서 추적검사를 받고 있는데 건강보험공단에서 실시하는 검진도 받는 게 좋을는지요? 120
95	암 치료 후에 혈압과 혈당이 높아졌습니다. 약을 먹어야 할까요? 121

말기암 환자를 위한 호스피스 완화의료

96	왜 더 이상 암 치료를 못하나요? 123
97	환자에게 말기라는 사실을 알리는 것이 나을까요? 124
98	암 치료를 중단하면 통증이 점점 심해지나요? 125
99	말기암 환자인데 통 식사를 못 하고 살이 빠져요. 126
100	호스피스 완화의료가 뭔가요? 말기암 환자는 다 호스피스 병동에 입원하나요? 127

집필진 소개

대장암의 일반적 이해

01. 대장은 어떻게 생겼고 무슨 기능을 합니까?

대장 즉 큰창자는 소장(작은창자)의 끝에서부터 항문까지 이어진 소화기관으로, 길이가 약 150cm 정도입니다. 대장은 맹장(盲腸, 막창자), 결장(結腸, 잘록창자, 대장의 대부분), 직장(直腸, 곧창자), 그리고 항문관으로 나뉘며, 결장은 다시 상행결장(오름잘록창자), 횡행결장(가로잘록창자), 하행결장(내림잘록창자), 에스상 결장(구불잘록창자)으로 나뉩니다. 소장의 마지막 부분인 회장(回腸, 돌창자)의 말단과 대장의 초입인 맹장 사이에는 회맹판(回盲瓣)이라는 것이 있어서 대장의 내용물이 소장으로 역류하는 것을 막습니다. 맹장 중앙부로부터 회맹 접합부 아래로는 충수(蟲垂)라는 것이 7~8cm 가량 나와 있습니다. 충양돌기, 막창자꼬리라고도 하는 이 부위는 우리가 흔히 맹장염이라고 하는 막창자꼬리염이 발생하는 부위입니다. 에스상결장

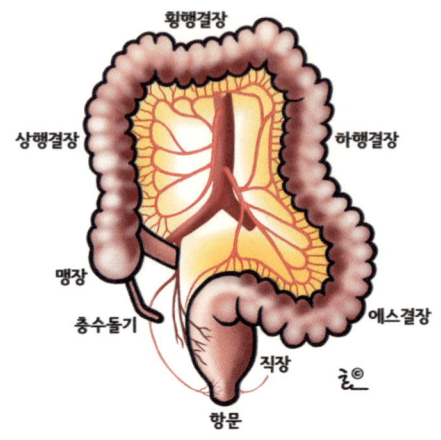

에 이어지는 직장은 항문관으로 넘어가는 부위인 항문직장륜에서 끝나며, 길이는 13~15cm입니다.

대장의 직경은 맹장 부분이 7.8~8.5cm로 가장 크고, 원위부(遠位部, 아랫부분)로 갈수록 점차 작아져서 에스상결장에서는 약 2.5cm가 되었다가 직장에서 4.5cm쯤으로 다시 커지고, 항문관에서는 도로 작아집니다.

대장벽은 점막(粘膜), 점막하조직, 고유근층(윤상근[輪狀筋]과 종근 혹은 종주근[縱走筋]), 장막(腸膜)의 네 층으로 되어 있습니다.

02. 암이란 무엇인가요?

인간의 몸을 구성하고 있는 가장 작은 단위를 세포(cell)라고 부릅니다. 정상적으로 세포는 세포 내 조절 기능에 의해 분열하고, 성

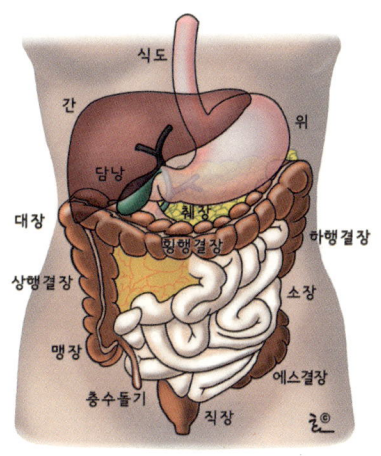

장하고 죽어 없어지기도 하면서 세포 수의 균형을 유지합니다. 어떤 원인으로 세포가 손상을 받는 경우, 치료를 받아 회복하여 정상적인 세포로 역할을 하게 되나 회복이 안 된 경우 스스로 죽게 됩니다. 그러나 여러 가지 이유로 인해 세포의 유전자에 변화가 일어나면 비정상적으로 세포가 변하여 불완전하게 성숙하고, 과다하게 증식하게 되는데 이를 암(cancer)이라 정의할 수 있습니다. 또한 암은 주위 조직 및 장기에 침입하고 이들을 파괴할 뿐 아니라 다른 장기로 퍼져갈 수 있는 특징이 있습니다. 암은 억제가 안 되는 세포의 증식으로 정상적인 세포와 장기의 구조와 기능을 파괴하기에 그 진단과 치료의 중요성이 더 강조됩니다.

03. 종양이라면 곧 암을 말합니까?

종양이란 우리 몸속에서 새롭게 비정상적으로 자라난 덩어리라고 볼 수 있습니다. 종양 역시 세포가 비정상적으로 증식한 것이지만 모든 종양이 암은 아닙니다. 악성 종양만을 암이라고 합니다. 양성 종양은 비교적 서서히 성장하며 신체 여러 부위에 확산, 전이하지 않으며 제거하여 치유시킬 수 있는 종양을 말합니다. 특이한 경우를 제외하고 대개의 양성 종양은 생명에 위협을 초래하지는 않습니다. 이와 달리 악성 종양은 빠른 성장과 침윤성(파고들거나 퍼져나감) 성장 및 체내 각 부위에 확산, 전이(원래 장소에서 떨어진 곳까지 이동함)하여 생명에 위험을 초래하는 종양을 말합니다. 즉, 암은 바로 악성 종양과 같은 말이라고 보면 됩니다.

정리하면 양성 종양과 다른 악성 종양의 가장 큰 차이점은 바로 체내 각 부위로 확산되고 전이되어 생명을 위태롭게 한다는 것입니다.

04. 대장암이란 어떤 것이고 얼마나 흔한가요?

대장암이란 결장과 직장에 생기는 악성 종양을 이릅니다. 발생 위치에 따라 결장암, 직장암으로 나뉘며, 이를 합쳐서 대장암 혹은 결장직장암(colorectal cancer)이라고 합니다. 대장암의 대부분은 대장벽의 4개층(점막층, 점막하층, 고유근층, 장막층) 중 가장 안쪽에 있는 점막에서 생기는 선암(腺癌, 샘암)입니다. 선암은 대개 선종(腺腫)이라는

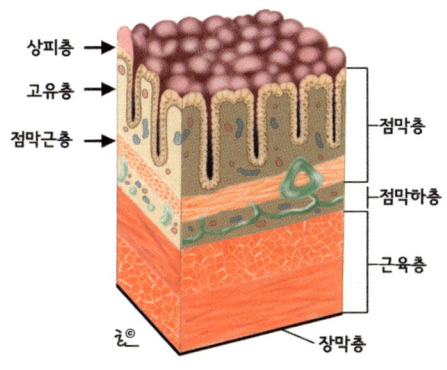

〈대장벽의 구성〉

양성 종양이 진행된 것입니다(선종은 용종의 한 종류인데, 용종茸腫이란 장점막의 일부가 혹처럼 튀어나온 것으로, 영어로는 폴립polyp이라고 합니다).

대장암에는 선암 외에도 림프종, 육종(肉腫, 뼈나 근육 등의 비상피성 조직에 기원을 둔 악성 종양), 편평상피암(扁平上皮癌, 편평상피세포에 발생하

암종	발생자 수		차이	
	2013 (A)	2014 (B)	2013 (C=B-A)	2013 (C/A*100)
갑상선	42,823	30,806	-12,017	-28.1%
위	30,328	29,854	-474	-1.6%
대장	27,870	26,978	-892	-3.2%
폐	23,401	24,027	626	-2.7%
유방	17,398	18,381	983	-5.7%
간	16,344	16,178	-166	-1.0%
전립선	9,594	9,785	191	-2.0%
췌장	5,545	5,948	403	-7.3%
담낭 및 기타 담도	5,315	5,576	261	-4.9%
비호지킨 림프종	4,860	4,948	88	-1.8%
전체	227,188	217,057	-10,131	-4.5%

〈2014년 주요 암종 발생자 수 및 발생분율〉

는 암), 유암종(類癌腫, 위장관이나 췌장, 난소, 폐 등의 신경내분비 세포에서 발생해 서서히 자라는 종양) 등이 있습니다.

2016년에 발표된 중앙암등록본부 자료에 따르면 2014년에 우리나라에서는 21만 7,057건의 암이 발생했는데, 그 중 대장암은 남녀를 합쳐 2만 6,978건으로 전체의 12.4%로 3위를 차지했습니다. 남녀의 성비는 1.5:1로 남자에게 더 많이 발생했습니다. 발생건수는 남자가 1만 6,182건, 여자는 1만 796건으로 각각 성별 암 중 3위였습니다(보건복지부 중앙암등록본부 2016년 12월 발표 자료).

05. 대장암의 주된 원인은 뭔가요?

대장암 발병의 위험요인은 50세 이상의 연령, 식이 요인, 음주, 흡연, 신체활동 부족, 비만, 유전적 요인, 선종성 용종, 염증성 장질환 등입니다.

―50세 이상의 연령: 대장암 발생빈도는 연령에 비례하는 경향이 있습니다. 특히 50세 이상이 많이 걸립니다.

―식이 요인: 동물성 지방, 포화지방이 많은 음식을 계속 먹거나 돼지고기와 소고기 같은 붉은 고기, 소시지나 햄, 베이컨 따위 육가공품을 즐기면 대장암 발생 위험이 높아진다는 것이 확인되었습니다. 그 외에 저(低)섬유소 식이, 가공 정제된 저잔여(low residual diet, 低殘餘) 식이 등 섬유소가 적어 빨리 소화·흡수되고 장에 별로 남

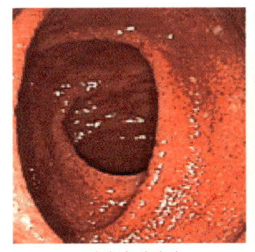 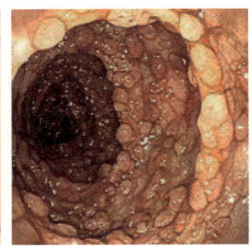 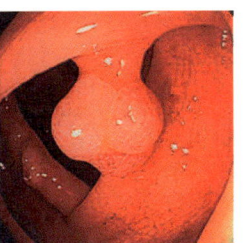

궤양성 대장염　　　　가족성 용종증　　　　선종성 용종
〈대장암의 원인〉

지 않는 음식물들(장 수술을 할 때 이 같은 식품 위주의 식사를 하기도 합니다)도 대장암 발생 가능성을 높입니다.

―신체활동 수준 부족: 서구를 중심으로 최근 수행된 연구들에 따르면, 노동량이 많은 직업군에서는 결장암의 발생 위험도가 상대적으로 낮으며, 근무 시간뿐 아니라 여가 시간의 신체 활동량도 결장암의 발생 위험을 낮춘다고 합니다.

―비만: 살이 많이 찌면 대장암 발생 위험도가 약 1.5배에서 3.7배 정도로까지 높아진다고 알려졌으며, 이와 연관해 허리둘레의 증가도 위험 요인의 하나입니다.

―음주: 외국의 연구에서는 과음이 대장암 발생 위험을 높인다는 결과도 있고, 그렇지 않다는 결과도 있습니다. 더 많은 연구가 필요하지만, 다수의 의학자들은 과음이 대장암 발생 위험을 높일 수 있는 것으로 의심하고 있습니다.

―흡연: 그동안 흡연이 대장암의 발생 위험을 높인다는 연구와 무관하다는 연구 결과가 혼재되어 있었으나 최근의 국내 및 국외 역학 연구들의 결과를 보면 흡연 여부 및 흡연량에 따라 대장암의

발생 위험이 증가하는 것으로 생각되고 있습니다.

―유전적 요인: 대장암의 5%는 명확히 유전에 의해 발병한다고 밝혀졌으며, 이 외에도 5~15%는 유전적 소인과 관계가 있는 것으로 알려졌습니다.

―선종성 용종: 용종은 양성 종양이지만 그 가운데 조직학적으로 선종성(腺腫性)으로 분류하는 용종은 악성 종양, 즉 대장암으로 진행할 수 있습니다. 선종성 용종은 크기가 클수록(표면 직경 1.0cm 이상), 조직 검사에서 세포의 분화가 고등급 이형성증(異形成症)을 보일수록, 그리고 융모(絨毛, villus) 같은 특성을 보일수록 발암성이 높다고 알려졌습니다.

―염증성 장질환: 대표적인 염증성 장질환은 궤양성 대장염(ulcerative colitis)과 크론병(Crohn's disease)이 있습니다. 염증성 장질환은 만성적(6개월 이상)으로 장에 염증이 생기는 질환입니다. 이런 질환이 있으면 대장암 발병 위험도가 4배에서 20배까지로 상승합니다.

06. 변비가 대장암을 유발할 수 있나요?

변비의 원인은 선천적 요인과 후천적 요인으로 나눌 수 있습니다. 선천적인 요인은 매우 드물지만 대장이 지나치게 길거나 대장 벽에 정상적으로 존재해야 할 신경세포가 적게 분포함으로써 장운동이 감소하여 나타납니다.

현대인의 변비는 주로 후천적인 요인으로 인스턴트 식품의 잦은 섭취로 인해 식이섬유(食餌纖維, dietary fiber)가 부족하고 바쁜 일과 속에서 배변 욕구를 반복적으로 억제한 결과 생리적인 배변 반사가 소실되어 생길 수 있습니다. 드물게는 복부 수술에 의한 장 유착으로 인해 장운동이 원활하지 않아 변비가 생길 수 있습니다.

변비가 심하면 대변이 장 내에 오랫동안 머물게 되고, 대변에서 유래한 독성물질의 양도 증가해 대장 점막이 독성물질에 노출되는 시간도 길어져 대장암의 확률이 높아질 것이라는 설이 오랫동안 믿어져 왔습니다. 하지만 지금까지 행해진 많은 연구에서 이러한 설은 입증되지 못했고, 최근에는 이와 반대되는 연구 결과가 나오기도 하였으며, 식이섬유의 섭취가 대장암의 발병을 낮출 수 없다는 결과도 있습니다.

그러나 변비는 항문 주위 질환(치핵, 치열 등)을 유발하거나 악화시킬 수 있으므로 과일이나 채소, 충분한 수분을 섭취하여 변비를 예방하는 것이 좋겠습니다.

07. 치질도 오래되면 대장암을 일으킬까요?

치질(痔疾)은 항문에 발생하는 질환입니다. 우리가 보통 치질이라고 부르는 것의 대부분은 정확히 말해서 치핵(痔核)으로, 항문 주변의 정맥이 울혈로 말미암아 부풀고 늘어져서 혹과 같이 된 것입니다.

그 밖에도 치질에는 항문의 점막이 찢어지는 치열(痔裂), 항문이나 직장의 고름집이 터지면서 샛길이 생겨 고름이나 변이 새는 치루(痔

漏/痔瘻, 항문샛길) 등이 있습니다. 치핵이나 치열, 치루가 대장암으로 발전하지는 않습니다. 그러나 없던 치질이 갑자기 발생하거나 악화되는 경우에는 직장암의 증상(직장암이 커지면서 항문 주변의 울혈을 유발할 수 있습니다)일 수 있으므로 이런 경우에는 반드시 검사를 통해 확인을 하는 것이 좋습니다.

치질의 주된 증상인 배변 시의 불편감과 출혈, 잔변감(변이 남아 있는 느낌)은 직장암에서도 나타나는 만큼, 그런 증상이 보일 때는 검사를 받는 것이 좋습니다. 항문에 생긴 암을 단순한 치핵으로 여겨서 간과하거나, 직장암과 치질이 같이 있는데도 치질만 치료하고 암은 늦게 발견하는 일도 간혹 있습니다. 특히 나이가 많거나 대장암의 가족력이 있을 때는 치질이 의심되는 경우 암 검사를 함께 받아볼 필요가 있습니다.

08. 대장암에 잘 걸리는 직업이 따로 있습니까?

특정 직업이 대장암과 직접적인 관계가 있다고 할 수는 없습니다. 하지만 오랜 시간 앉아서 일하는 직업의 경우, 신체활동 부족에 따라 장운동이 원활하지 않다면 대장암 발생의 한 여건이 될 수 있습니다.

대장암 발생률이 높은 서구를 중심으로 최근 수행된 연구들에 따르면, 노동량이 많은 직업군에서는 결장암의 발생 위험도가 상대적으로 낮으며, 근무 시간뿐 아니라 여가 시간의 신체활동량도 결장암의 발생 위험을 낮춘다고 합니다.

09. 음주와 흡연도 대장암 발생과 관련이 있나요?

우리나라도 최근 식생활이 서구화됨에 따라 대장암 발생률이 구미 선진국들처럼 높아지고 있습니다. 외국의 연구에서는 과음이 대장암 발생 위험을 높인다는 결과도 있고, 그렇지 않다는 결과도 있습니다. 더 많은 연구가 필요하지만, 다수의 의학자들은 과음이 대장암 발생 위험을 높일 수 있는 것으로 의심하고 있습니다.

담배에 대해서는 여러 이견이 있어 왔으나 최근의 국내 및 국외 역학 연구들의 결과를 보면 흡연 여부 및 흡연양에 따라 대장암의 발생 위험이 증가하는 것으로 생각되고 있습니다. 또한, 흡연자에서 대장암의 전구(前驅) 병변(대장암으로 이행되는 전 단계의 병변)인 대장의 선종성 용종이 1.7배 더 많이 발생한다고 보고되기도 하였습니다.

10. 궤양성 대장염 환자입니다. 이런 경우 대장암이 많이 생긴다던데 사실인가요?

궤양성 대장염은 대장 점막에 만성적 염증을 일으키는 염증성 장질환의 일종입니다. 흔한 증상은 복통, 점액변(코 같은 형태의 대장 점막 분비물), 설사, 혈변 등입니다. 이러한 증상들이 악화와 호전을 반복하며 만성적인 경과를 보이는데, 궤양성 대장염을 앓은 기간이 길수록 대장암 발생이 증가한다고 알려져 있습니다. 보통 25년이 지나면 환자의 약 25%에서, 40년이 지나면 65% 이상에서 대장암이 발생한다고 합니다. 그러니 유병 기간에 따라 궤양성 대장염 환자들은 반드시 정기적인 대장내시경 검진을 받아야 합니다.

11. 대장암 예방법을 알고 싶습니다. 아스피린을 먹으면 좋다는 말도 있던데요?

대장암의 위험을 감소시키는 확실한 방법으로는 신체활동을 늘리는 것이 있습니다. 신체활동은 장의 운동을 촉진하여 대변이 장을 통과하는 시간을 줄이고, 그에 따라 대변 속의 발암물질들이 장 점막과 접촉하는 시간도 줄이기 때문입니다. 아울러 식이섬유를 많이 포함한 식품 또한 대장의 내용물을 희석시키고 장을 통과하는 시간을 줄이기 때문에 대장암의 발병률을 낮춥니다.

일부의 연구에서 마늘, 우유, 칼슘의 섭취가 대장암의 발생을 줄이는 것으로 밝혀졌으나 아직은 추가적인 연구가 필요한 상태입니다.

비전분 채소, 과일, 엽산을 함유한 식품, 셀레늄을 함유한 음식, 어류, 비타민D를 함유한 식품 등은 대장암의 발생을 낮출 가능성이 있을 것으로 생각되지만 아직은 근거가 부족한 상태입니다.

그동안의 여러 역학 연구에서 수년 동안 꾸준히 저용량 아스피린을 복용하면 대장암 발병률 및 사망률을 감소시키는 효과가 있음이 밝혀져 있습니다. 그러나 아스피린의 복용은 위장장애나 출혈,

지혈 저해, 출혈성 뇌졸중 등의 부작용이 있을 수 있으니 복용 전 의사와 상의가 필요합니다.

12. 대장용종에 대해 설명해 주십시오.

용종(폴립)이란 장 점막의 일부가 주위 점막 표면보다 돌출하여 마치 혹처럼 형성된 병변입니다. 인체 내에서 용종이 가장 흔하게 생기는 곳이 바로 대장인데, 대장용종의 대부분은 특별한 증상을 유발하지 않습니다. 용종 자체는 양성 종양이나, 그 중 조직학적으로 선종성인 용종(그냥 '선종'이라고도 합니다)은 악성 종양, 즉 대장암으로 진행할 수 있는 것으로 알려졌습니다. 대장에서 발생한 모든 용종이 대장암으로 진행하는 것은 아닙니다.

용종을 분류하는 방법은 여러 가지인데, 그 중 하나가 암으로 발전할 가능성을 기준으로 한 신생물성·비신생물성의 조직학적 구분입니다. 신생물(新生物)이란 새로 생긴 이상 조직을 말하며, 대체로 병적인 것들입니다. 신생물성 용종으로는 선종성 용종과 악성 용종이 있으며, 비신생물성 용종으로는 과형성 용종, 용종양(樣) 점막, 과오종, 염증성 용종이 있습니다.

이들 중 선종은 명백한 전암 병변(前癌病變, precancer)으로, 시간이 경과하면 이것 중 일부는 대장암으로 진행하는 것이 있습니다. 악성 용종은 암세포가 발견되는 것인데, 1cm 미만의 작은 선종은 암세포가 들어 있을 확률이 1% 정도지만 2cm보다 크면 확률이 45%

정도까지 높아진다고 알려졌습니다. 따라서 용종의 크기는 그 위험도를 예측케 하는 중요한 인자라고 할 수 있습니다.

'과형성(過形成)'이란 장기 또는 조직에서 세포 수가 절대적으로 증가하는 상태를 뜻합니다. 과형성 용종은 증식성 용종이라고도 합니다. 과오종(過誤腫)은 앞부분에서도 설명했듯이, 암세포와는 달리 정상적으로 분화된 세포가 성숙한 단계에서 비정상적으로 성장하여 생긴 양성 종양입니다.

용종은 상당히 흔한 질환입니다. 우리나라 성인의 경우 약 30% 정도에서 발견된다고 합니다. 대장용종의 진단에 가장 좋은 검사법은 대장내시경 검사이며, 용종이 발견되면 내시경을 이용하여 제거할 수 있습니다.

유전성과 가족성 대장암

13. 유전성 암과 가족성 암은 같은 게 아닌가요?

유전성 암의 개념을 제대로 이해하기 위해서는 우선 그것과 '가족성 암'을 혼동하지 말아야 합니다. 가족 내에서 한 종류의 암이 집단적으로 발생하는 경우, 이를 가족성 암이라 합니다. 가족성 암이란 말과 유전성 암이란 말은 흔히 같은 뜻으로 쓰이지만, 엄밀히 말해서 유전성 암은 원인이 되는 유전자가 정확하게 밝혀진 암을 말하는 것이고, 가족성 암이란 원인 유전자를 확실하게 알지는 못하나 같은 환경에 노출된 가족 구성원들에게 같은 종류의 암이 발생했을 때 그 환경적 요인에 의한 암까지를 포함하는 더 큰 개념입니다.

예컨대 가족성 용종증이라는 질환에서 발생하는 대장암은 'APC(adenomatous polyposis coli) 유전자'의 돌연변이가 원인임이 밝혀졌으므로 유전성 대장암이라고 부를 수 있지만, 원인 유전자가 아직 밝혀지지 않은 채 한 가족 내에 대장암 환자가 여럿 생겼을 때에는 가족성 대장암이라고 부르는 게 맞습니다.

유전적 원인이 작용하는 암 중 흔한 것은 대장암, 유방암, 난소암 등이며, 이들 종양의 5~10%가 유전적 원인(유전자의 돌연변이에 의한 암의 발생)과 관련된 것으로 알려졌습니다. 비교적 드문 유전성 암으로는 다발성 내분비종양 증후군(우리 몸의 호르몬을 만드는 장기인 부신, 뇌하수체, 갑상선 등에 종양이 생기는 질환), 신경섬유종증(신경에 종양이 발생하는 질환), 망막모세포종(어린아이의 눈에 발생하는 종양), 폰히펠-린다우 증후군(Von Hippel-Lindau syndrome, 유전성 신장암) 등이 있습니다.

14. 어떤 경우에 유전성 대장암을 의심해야 합니까?

다음과 같은 경우에는 대장암의 유전적 요인이 있을 가능성이 크므로 전문의와 상담해야 합니다.

―가족과 일가친척 중에 대장암 외에도 자궁내막암, 소장암, 요관암, 신장암, 위암 등의 환자가 3명 이상 있는 경우
―연속된 두 세대 이상에 걸쳐 암이 발생한 경우(대장암 외에 자궁내막암, 소장암, 요관암, 신장암, 위암 등도 포함)
―가족과 일가친척 중에 50세 이하, 즉 비교적 젊은 나이에 암이 발생한 환자가 있는 경우

―대장내시경 검사에서 대장암은 없어도 용종이 10개 이상 있는 경우

 이 밖에 대장암이 2개 이상 있는 것이 발견되었거나, 대장암 수술 후 그것의 재발이 아닌 새로운 암이 남은 대장에 또 발생한 경우에도 유전성을 의심할 수 있습니다.

15. 제가 유전성 대장암이라는데, 아이들에게 암이 생길 가능성은 얼마나 되나요?

 유전성 대장암은 대부분 멘델 우성유전을 하는 특성이 있습니다. 따라서 부모 중 한 명이 유전성 암 환자라면 자녀에게 암이 발생할 확률은 50%입니다. 그래서 유전성 암에서는 가족들을 조사하여 가계도를 만들어 분석하면 구성원 중 누구에게 암이 발생할지 어느 정도 예측이 가능합니다. 최근까지 암 발생에 관여하는 유전자들은 추가적으로 계속 발견되고 있습니다. 일부 유전성 암에서는 가족들

위험도	검사 시기	검사
가족성 선종성 용종증이 유전학적인 방법으로 진단되었거나 또는 유전학적 진단의 증거는 없지만 가족성 용종증이 의심되는 경우	10~12세	매년 S자결장내시경 검사를 시행하고 유전자 검사 고려
유전적으로나 임상적으로 유전성 비용종성 대장암이 진단되거나 또는 유전성 비용종성 대장암에 대한 위험도가 높은 경우	20~25세 또는 가족내 최연소 암환자의 발병 연령보다 10년 이르게 시행	1~2년마다 대장 내시경을 시행하고 유전자 검사 고려

〈유전학적인 이상으로 발생하는 대장암 고위험군의 선별 검사와 시기〉

의 유전자 분석을 통해 암 관련 유전자의 이상 여부를 확인할 수 있습니다. 따라서 가족 중 아직 암이 발생하지 않은 소아나 청소년의 발생 위험도를 미리 알 수 있게 돼, 정기 검진에서 예방적 수술까지 다양한 사전 대처가 가능해졌습니다.

하지만 유전자 검사법이 아직은 완벽하지 않으므로 검사 결과가 정상일지라도 유전성 대장암 가족력이 있다면 일반인보다는 훨씬 자주 정기 검진이 필요합니다. 구체적인 검사 시기와 방법은 대장암 전문 의사나 유전성 암 전문 의사와 상의하십시오.

16. 유전성인지는 몰라도 아버지가 대장암 수술을 받았습니다. 저희에게도 발생할 가능성이 큰가요?

대장암의 가족력이 있으면—즉, 집안에 대장암 환자가 있으면—가족력이 없는 경우보다 대장암 발생 위험도가 높은 게 사실입니다. 하지만 모두가 유전성에 해당되지는 않습니다. 오히려 같은 환경, 같은 생활습관 때문에 가족력이 형성되는 경우가 많습니다.

대체로 부모나 형제 중에 대장암 환자가 한 명 있으면 일반인보다 2~2.5배, 두 명 이상이라면 4~4.5배, 그리고 45세 이전에 대장암이 발생한 환자가 있으면 3.5배가량으로 위험성이 증가한다고 알려졌습니다. 이러한 경우엔 대장암 조기검진 검사를 비교적 일찍, 즉 35~40세부터 시작하는 것이 좋습니다.

대장암의 증상과 진단 방법

17. 대장암의 증상을 알고 싶습니다.

대장암 초기에는 대부분 아무 증상이 없으며 증상이 보일 때에는 이미 상당히 진행된 경우가 많습니다. 진행된 대장암의 주된 증상은 다음과 같습니다.

─갑자기 변을 보기 힘들어지거나 변을 보는 횟수가 변하는 등, 배변 습관의 변화
　─설사, 변비 또는 배변 후 변이 남은 느낌
　─혈변(선홍색 또는 검붉은 색) 또는 점액변
　─예전보다 가늘어진 변
　─복부의 불편감(복통, 복부팽만)
　─체중이나 근력의 감소

—피로감

—식욕부진, 소화불량, 오심(메스꺼움) 과 구토

—복부에서 덩어리가 만져짐

18. 암의 위치에 따라 증상이 다르다지요?

암의 증상은 종양의 발생 위치와 종류에 따라 다르게 나타납니다. 복부 우측의 맹장과 상행결장에 종양이 생기면 폭이 넓고 대변이 아직 묽은 상태인 부위이기 때문에 장폐색을 일으키는 일이 별로 없습니다. 대신 이곳의 병변은 흔히 만성적인 출혈과 그에 따른 빈혈을 유발합니다. 반면 좌측 결장(하행결장과 에스상결장)에 생기는 병변은 흔히 장폐색 증상을 일으키고 대부분의 환자들은 배변 습관에 변화가 생겼다고 호소합니다.

종양의 위치에 따른 증상은 다음과 같습니다.

—우측 대장암: 설사, 소화불량, 복부팽만, 복통, 빈혈에 의한 제반 증상, 체중 감소, 근력 감소, 덩어리가 만져짐

우측 대장암	좌측 대장암	직장암
설사 소화불량 복부팽만 빈혈에 의한 제반 증상 체중 감소 근력 감소 덩어리가 만져짐	배변 습관 변화 변비 혈변/점액변 장폐색	변비 혹은 설사 혈변 배변 후 변이 남은 느낌 배변 시 통증

—좌측 대장암: 배변 습관 변화, 변비, 혈변/점액변, 장폐색
—직장암: 변비 혹은 설사, 혈변, 배변 후 변이 남은 느낌, 배변 시 통증

19. 대변을 볼 때 피가 묻어 나옵니다. 대장암일까요?

혈변이 무엇 때문인지를 판단하는 데는 변의 색깔이 어떤지, 언제 나오는지, 그리고 지속적인지 등이 중요합니다.

대장암이 있을 때는 주로 검붉은 색의 혈변을 보고, 변에서 심한 악취가 나기도 합니다. 이는 시간이 경과하면 점점 더 심해지는 양상을 보이며, 변이 가늘어지거나 변을 보기 힘든 증상이 동반됩니다.

배변 끝에 선홍색 즉 밝은 빨간색 피가 변기에 떨어지거나 휴지에 묻을 때는 대부분 항문 질환(치열이나 치핵 등)이 원인이며, 하루 이틀 지나면 증상이 없어지는 게 보통입니다. 하지만 정확한 원인의 감별을 위해, 혈변이 있을 때는 병원을 찾아 진료를 받고 필요하다면 내시경 검사를 통해 확인하는 편이 좋습니다.

20. 대장암 검사 방법이 다양하다는데 무엇입니까?

대장암 진단에 사용되는 검사의 종류는 다음과 같습니다.

―직장수지 검사

―암태아성항원(CEA, carcinoembryonic antigen) 검사

―분변잠혈(糞便潛血) 검사

―이중조영 바륨관장 검사

―에스결장경 검사

―대장내시경 검사

―전산화단층촬영(CT) 검사

―전산화단층촬영 가상내시경 검사

이중에서 대장 전체의 관찰이 가능하고 조직검사까지 동시에 할 수 있는 대장내시경 검사가 가장 효과적이고 정확한 진단 방법입니다.

직장수지 검사는 의사가 윤활제를 바른 장갑을 낀 손을 직장에 삽입하여 직장에서 비정상적인 덩어리가 만져지는지를 보는 것입니다.

암태아성항원(CEA)은 태아 시기에 정상적으로 만들어지는 일종의 당단백질입니다. 일반적으로 이 물질은 태어나기 전에 생산이 중단되는데, 성인에게서 신생아보다도 높은 암태아성항원(CEA) 수치가 나타난다면 대장암이나 다른 암이 있을 가능성이 큽니다. 이 수치는 간경변증 등 간질환 환자, 알코올성 췌장염 환자나 흡연자에게서도 증가할 수 있습니다. CEA 검사는 대장암의 수술 전 단계에서도 이용되고, 수술 후 암의 재발 확인을 위해서 주로 사용됩니다.

대변을 이용하는 분변잠혈 검사는 위장관의 출혈 여부 확인이나 대장암 조기진단 등에 이용됩니다. 비교적 저렴한 비용으로 큰 불편

없이 검사가 가능하지만 위(僞)음성도나 위양성도가 높다는 점, 즉 부정확한 결과가 나오는 수가 많다는 점이 문제입니다.

21. 대장암 검진 프로그램이란 것이 있다죠?

대장암의 조기 발견을 위해서는 다음과 같은 검진 프로그램이 있습니다.

〈국가 검진 프로그램〉
―검진 연령: 50세 이상 남녀
―검진 주기: 1년
―검진 방법: 분변잠혈 반응검사(대변검사)→이상 소견이 있을 경우 대장내시경 검사 또는 대장이중조영 검사

〈대장암의 검진 권고안―무증상자 대상(국립암센터)〉
―검진 연령: 45~80세 남녀
―검진 주기: 1~2년
―검진 방법: 분변잠혈 검사
―선택적 검사법으로 대장내시경 검사를 5~10년 주기로 시행
―고위험군은 전문가와 상의하도록 합니다.

〈대장암 발생 고위험군의 검진 권고안(국립암센터, 대한대장항문학회)〉

고위험군			검진 연령	검진 주기	검진 방법
가족력	부모·형제 중 암 환자가 있으며 발생 연령이 55세 이하인 경우, 혹은 부모·형제 중 2명 이상이 암일 경우(연령 불문)		40세 [1]	5년	대장내시경
	부모·형제 중 암 환자가 있으며 발생 연령이 55세 이상인 경우		50세 [2]	5년	
용종 (폴립)	과형성 용종		평균 위험군에 준함		대장내시경
	선종성 용종	크기는 1cm 미만		절제 후 3년	
		1cm 이상 또는 다발성		절제 후 1년	
염증성 장질환	좌측 대장에 국한		발병 후 15년부터	1~2년	대장내시경
	대장 전체에 병변		발병 후 8년부터	1~2년	
유전성 암	가족성 용종증의 가족력		12세	1~2년	에스상결장
	유전성 비용종증 대장암의 가족력		21~40세	2년	대장내시경

주 1) 유전성 암인 경우에는 검진 시작 시에 유전자 검사를 고려하도록 함.
주 2) 유전성 비용종증 대장암의 가족력이 있는 경우는 가족 내 최연소 암환자의 발병 연령보다 10년 이르게 검진을 시작함.

22. 대장내시경 검사는 어떻게 받는 건가요?

대장내시경 검사는 특수한 카메라인 내시경(內視鏡)을 항문으로 삽입하여 대장 내부를 직접 들여다보는 방법입니다. 요즘 사용하는 내시경은 유연한 튜브의 끝에 광섬유로 연결된 카메라가 달려 있습니다. 의사가 직접 병변의 표면을 관찰하고 조직 상태를 파악할 수 있으므로 대장 질환의 가장 정확한 진단법입니다. 내시경 검사와

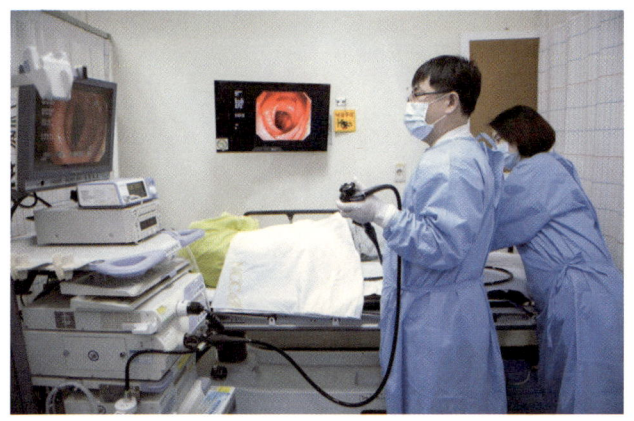

동시에 조직검사(생검)을 하는 것도 가능합니다. 대장내시경 검사를 위해서는 검사 전 하제를 복용하여 대장 안에 남아 있는 분변을 모두 제거해야 정확한 검사가 가능합니다.

대장내시경 검사의 장점은 대장용종의 발견에 매우 유용하며, 발견된 용종을 즉시 제거할 수 있다는 점입니다. 단점은 검사 전 대장 정결이 필요하고 환자가 불편해 할 수 있고, 암 등으로 대장 내강이 막혀 있으면 더 이상 검사를 진행할 수 없다는 것입니다.

23. 내시경 검사를 덜 힘들게 받는 방법이 있나요?

150cm 정도 길이의 대장을 직접 관찰하기 위해서는 항문을 통해 카메라가 달린 내시경을 대장의 시작 부위인 맹장까지 넣어야 합니다. 내시경이 대장을 따라 들어가는 과정에서 통증을 느낄 수 있으며, 자세한 관찰을 위해 공기를 주입해 대장을 팽창시킬 때 통증이

유발되기도 합니다. 이때의 통증이나 불편감은 개인차가 매우 커서 일반적으로 말하기 힘들지만, 이전에 복부 수술을 받은 적이 있거나 장염 등이 있는 경우에는 특히 아플 수 있습니다. 또한 대장내시경 시행 전 장 청결이 불완전한 경우에도 불편감이 더 많이 유발될 수 있습니다. 검사 시 통증과 불편감을 줄이려면 천천히 깊게 호흡하여 긴장을 해소하고 근육이 충분히 이완될 수 있도록 하며, 자세나 행동에 대한 의료진의 요구를 잘 따라야 합니다. 불편감을 줄이기 위해 최근에는 수면유도제를 정맥주사 한 후 검사를 진행하는 의식하 진정내시경이 많이 이용됩니다.

의식하 진정내시경은 수면제에 의한 진정 효과를 얻는 것으로, 내시경으로 보는 검사 방법 자체에는 차이가 없습니다. 수면제 사용에 따른 위험성은 크지 않지만, 70세 이상이거나 호흡 또는 심박동이 고르지 못한 경우, 간이나 신장의 기능이 떨어져 있는 경우에는 혹 위험할 수도 있으므로 주의해야 합니다.

내시경 검사 시간은 개인에 따라 차이가 있으나 보통 10분에서 30분 정도 걸립니다. 수면내시경의 경우, 수면제의 약효가 짧게는 30분에서 길게는 6시간 이상 지속될 수 있습니다. 따라서 검사가 끝난 후 어지러움 등의 증상을 보일 수 있으니 휴식을 충분히 취해야 합니다. 검사 당일에는 보호자를 동반하고, 자동차 운전을 포함하여 집중력이 필요한 일, 위험한 작업은 하지 마십시오.

24. 검사에서 용종이 발견되면 어떻게 합니까?

대장내시경 검사에서 용종이 발견되면 모두 제거해야 합니다. 병리조직학적으로 분류하였을 때 선종성 용종은 대장암으로 진행할 수 있습니다. 그런데 대장내시경 소견만으로는 선종성 용종인지를 정확히 감별하기가 불가능하므로, 일단 용종을 제거해서 병리조직검사를 합니다. 내시경으로 용종을 절제하는 방법은 여러 가지가 있으며, 용종의 크기와 형태에 따라서 다릅니다. 절제된 용종의 병리조직학적 검사에서는 용종의 종류와 암세포 함유 여부를 확인하고, 그 결과를 토대로 추가 치료의 필요성과 추적검사 시행 시기 등을 결정합니다.

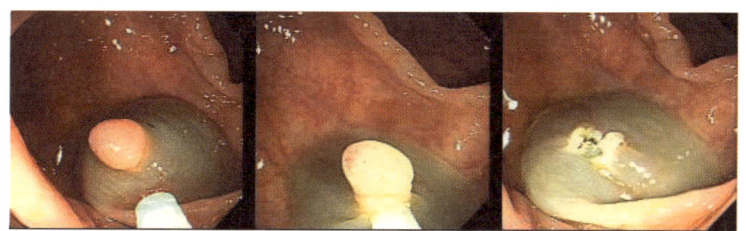

〈대장내시경 검사 중 발견된 용종을 올가미를 이용하여 절제함〉

25. 대장이중조영 검사란 무엇인가요?

대장이중조영 검사에서는 먼저 항문으로 작은 튜브를 삽입하고 그것을 통해 바륨(barium)이라는 조영제(造影劑, 엑스선 영상이 뚜렷이 나

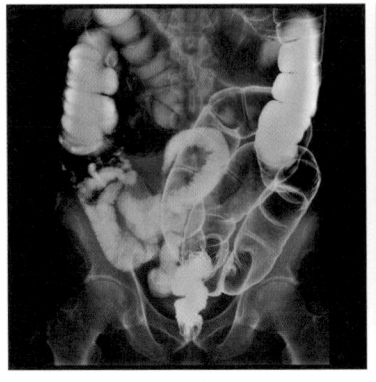 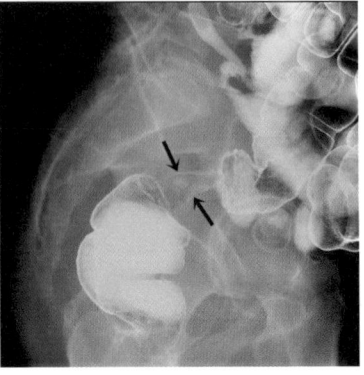

대장에 바륨과 공기를 순차적으로 넣어 확장시킨 모습   대장암으로 인해 내강이 좁아진 모습(화살표)

〈이중조영 바륨관장 검사 소견〉

오도록 사용하는 물질)와 공기를 대장에 넣으면서 환자로 하여금 좌우로 돌아눕게 하여, 바륨이 대장 점막에 고루 퍼지도록 하고 공기로 대장 내강을 확장시킨 후 X-선 투시 장치로 영상을 얻어 검사합니다. 검사 시간은 대개 5~10분 정도이며, 검사 전 하제를 복용하여 대장 안의 분변을 모두 제거해야 합니다.

　이 검사는 대장내시경 검사에 비해 환자의 통증이 덜하고, 진정이 필요없으며, 전체 대장을 검사하여 대장 벽의 변화를 두루 알 수 있고, 병변의 위치를 정확히 파악할 수 있는 장점이 있습니다. 하지만 대장 안에 분변이 남아 있을 경우 용종과 구별이 어렵고, 작은 용종은 발견되지 않을 수도 있다는 단점이 있습니다. 또한 대장암의 검진이나 진단을 위해 사용되는 검사법으로, 용종을 제거하거나 암이 의심되는 경우에는 확진을 위해 조직검사가 가능한 대장내시경 검사를 추가로 받아야 합니다.

26. 전산화 단층촬영(CT)을 한다는데 특별히 유의할 점은 없는지요?

전산화단층촬영(CT, computed tomography)은 대장암 자체의 진단 외에도 종양의 확산을 평가하는 데 유용한 방사선 검사법입니다. 특히 종양이 장의 벽을 넘어 주변 조직이나 다른 장기를 침범했을 가능성이 있을 때 진단에 큰 도움이 되며, 간이나 폐, 림프절 등으로의 전이 여부를 검사할 때 가장 널리 사용되는 방법입니다.

일반적으로 CT 검사 전날 특별한 처치는 필요하지 않으며, 검사 전 8시간 정도의 금식이 필요합니다. 촬영 시 정맥주사로 조영제를 주입하는데, 신장(콩팥)의 기능이 떨어져 있는 환자, 당뇨약 중에 메트포민을 복용하고 있는 환자, 이전에 조영제에 대한 알레르기 반응, 즉 심한 구토나 발적(發赤, 피부나 점막이 빨갛게 부어오름), 두드러기, 가려움증, 목이 붓고 쉬는 듯한 증상이 있었던 환자는 사전에 담당 의사와 상의해야 합니다.

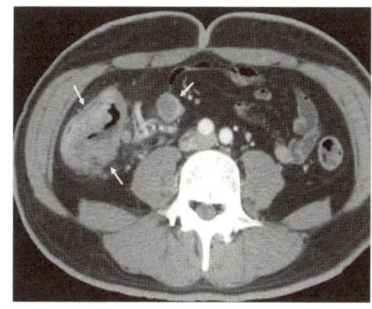
〈상행결장에 발생한 대장암의 CT 소견〉

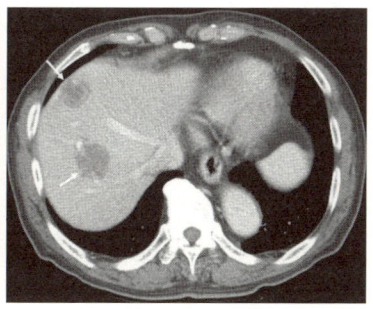
〈대장암의 간전이의 CT 소견〉

27. CT 가상내시경 검사라는 것도 있다면서요?

전산화단층촬영(CT) 가상내시경 검사는 전산화단층촬영 대장조영술이라고도 불리는데, 먼저 항문을 통해 작은 튜브를 넣고 공기 또는 이산화탄소를 주입하여 대장을 부풀린 뒤 나선식 전산화단층촬영기를 이용하여 얇은 절편(1~3mm 간격)의 연속적 단면 영상을 얻은 후, 컴퓨터 소프트웨어를 이용하여 이를 3차원 다평면 영상으로 재구성함으로써 마치 내시경으로 보는 듯이 대장 내부를 검사하는 방법입니다. 다시 말해서, 3차원 가상내시경 영상으로 대장암과 대장용종을 발견하는 기법입니다. 검사를 위해서는 검사 전 하제를 복용하여 대장 내부에 남아 있는 분변을 없애야 합니다.

이 검사는 대장내시경에 비해 간편하고 환자가 느끼는 불편감이 적으며, 6mm 이상 크기의 용종 발견율이 대장내시경과 비슷한 정확도를 보입니다. 또한 대장내시경과 달리, 병변으로 인해 대장 내

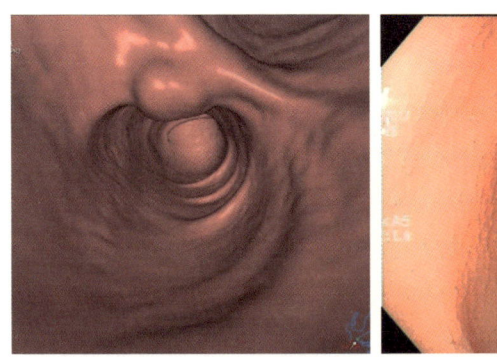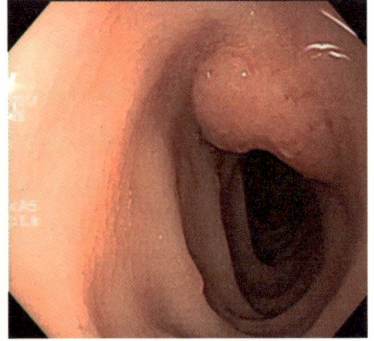

〈 전산화 단층촬영 가상내시경에서 발견된 대장용종과 해당 용종의 내시경 소견 〉

강이 폐쇄되었다고 해도 막힌 부분의 근위부까지 검사할 수 있으며, 아울러 대장 바깥 복강 내 다른 장기들까지 살펴볼 수 있다는 장점이 있습니다. 단점은 대장내시경에 비해 6mm 이하의 용종과 납작한 모양의 용종 발견율이 낮고, 잔변과 용종의 감별이 어려운 경우가 있으며, 환자가 X-선(방사선)을 쐬어야 한다는 점입니다. 또한, 용종이 발견되어도 즉시 제거할 수 없어 용종의 제거나 조직검사를 위해서는 대장내시경을 다시 시행해야 합니다.

28. 대장암 진단에서도 자기공명영상(MRI) 검사를 하나요?

자기공명영상(MRI, magnetic resonance imaging) 검사의 경우, 대장암과 직장암을 구분하여 적용하고 있습니다. 대장암 자체의 진단에는 MRI 검사가 비용문제나 검사 시간 및 방법 등 다른 검사에 비해 몇 가지 단점이 더 있기 때문에 그다지 적합하지 않습니다. 그러나

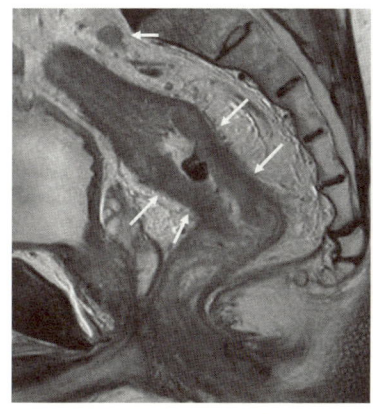 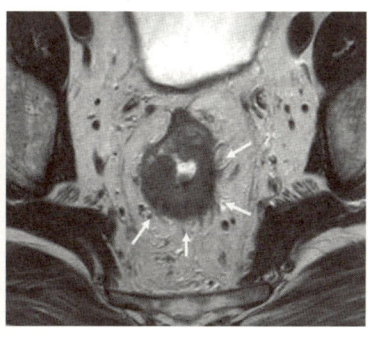

〈직장암과 전이림프절의 MRI 소견〉

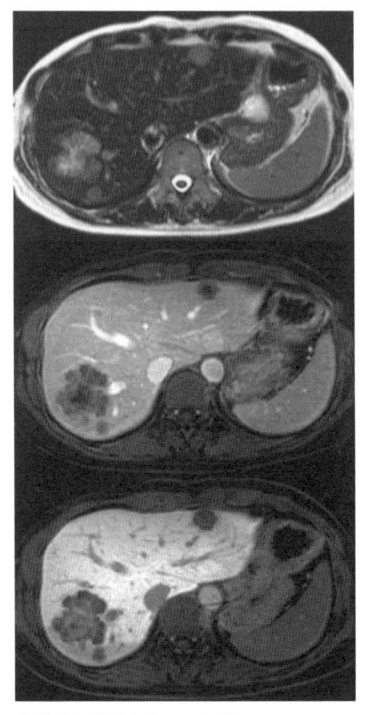

〈대장암 간전이의 MRI 소견〉

MRI 검사가 전산화단층촬영(CT)보다 연부조직 간의 구분이 명확하기 때문에 직장암의 경우에는 암의 주변 파급 범위를 파악하는 데 유리해서, 직장암 진단 후 치료 방침 결정 전에 병기를 파악하기 위한 직장 MRI 사용 빈도가 점차 증가하고 있습니다. 또한 간 전이를 규명하는 데에는 CT보다 정확해서, CT 검사 결과 간 전이가 분명치 않거나 간 내의 전이암 개수를 정확히 파악하고자 할 때 추가적으로 혹은 보조적으로 간 MRI를 많이 사용합니다.

MRI 조영제는 CT 조영제와 다르므로, CT 조영제에 알레르기 반응을 보이는 환자에게도 이용할 수 있습니다. MRI 검사의 단점은 CT 검사나 직장초음파 검사에 비해 비용이 많이 들고, 검사 시간도 30분 내외로 길며, 좁은 원통형 공간에 들어가 있어야 하므로 폐쇄공포증이 있는 경우에는 검사를 시행하기 어렵다는 점입니다.

29. 초음파 검사는 어느 경우에 합니까?

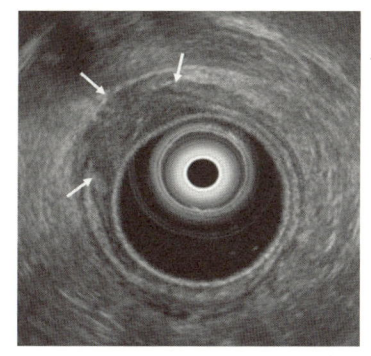

〈직장암(화살표)의 초음파 검사 소견〉

복부초음파는 소장과 대장의 이상을 판단하게 해주는 정보가 제한적이어서 대장암 진단의 민감도가 매우 낮습니다. 따라서 암의 진단 자체보다는 주로 복강 내 고형 장기로의 전이에 대한 평가 시, CT 혹은 MRI 검사가 어려운 경우에 보완적으로 사용됩니다.

초음파 검사 방법 중 항문을 통해 시행하는 직장초음파는 직장암을 발견하고 그것의 침범 깊이를 파악하며 주변의 커진 림프절을 발견할 수 있습니다. 따라서 병기 판정을 통한 직장암의 치료 방침 결정과 환자의 예후 판정을 위해 수술 전에 시행하곤 하며, 특히 표재성 직장암의 수술 방법 결정에 유용하게 이용될 수 있습니다.

30. PET이니 PET-CT니 하는데 무슨 검사들이지요?

양전자방출단층촬영(PET)은 일반적으로 암세포가 정상 세포에 비해 대사활동이 빠른 점을 이용하는 검사법입니다. 포도당에 양전자 방출체(방사성 동위원소)를 표지 물질로 부착시켜 주사한 후, 이 물질에서 방출되는 감마선을 통해 암세포를 발견합니다. 암이 있으면

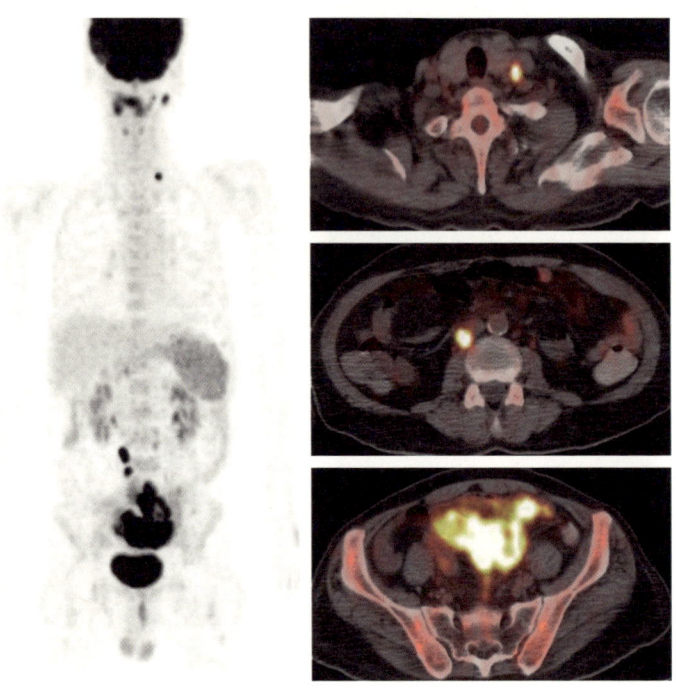

〈에스상결장에 발생한 대장암과 원격전이 림프절의 PET-CT 소견〉

일반적으로 해당 부위에서 포도당 섭취가 많이 일어나므로 그 점을 영상으로 확인하는 것입니다. 그러나 여기서 얻어지는 영상은 해부학적인 정보가 뚜렷하지 못하다는 단점이 있습니다. 따라서 PET과 함께 전산화단층촬영(CT)도 시행하여 두 검사의 결과를 하나의 영상으로 조합함으로써 PET만 했을 때의 단점을 극복한 PET-CT 검사가 개발되었습니다.

PET 검사는 다른 검사에 우선하거나 단독으로 시행되는 일은 드뭅니다. 수술 전 CT에서 간 전이 등이 의심될 때 자기공명영상과 함께 전이 사실을 확인하거나 전이암의 개수를 정확하게 파악할 때,

그리고 다른 장기로의 전이를 발견하기 위해 사용되며, 또한 수술 후의 추적 CT에서 재발이나 전이가 의심되는 경우에 추가로 흔히 시행합니다.

31. 대장암의 병기 분류 기준과 생존율이 궁금합니다.

대장암의 대부분은 선종성 용종(腺腫性 茸腫)에서 기원합니다. 선종성 용종은 대장의 가장 안쪽 층(장 안에서 보면 표면층)인 점막에서 생겨나 점점 커지다가 그중 일부가 암으로 변하며, 일단 변하고 나면 대장 벽으로 침윤해 들어가게 됩니다.

대장암의 치료 방법을 정하고 예후인자를 알아내기 위해서는 대장암의 병기(病期, stage)를 정확하게 판정해야 합니다. 병기란 암의 진행 정도 혹은 단계를 말하는데, 대장암은 애슬러-콜러 분류법(Astler-Coller staging system)이나 TNM 분류법을 바탕으로 병기를 1기에서 4기까지로 나눕니다(이를 로마숫자 I~IV로 표기하기도 합니다). 숫자가 높을수록 많이 진행된 암입니다.

TNM 병기에 의한 분류는 다음과 같습니다. 이 분류 체계는 장벽 침윤 정도(T병기, tumor의 약자), 주위 림프절 전이 정도(N병기, node의 약자), 그리고 간이나 복막, 폐 등 다른 장기로의 전이 여부(M병기, metastasis의 약자)를 종합하여 병기를 결정합니다.

병기 분류 기준은 다음과 같습니다.

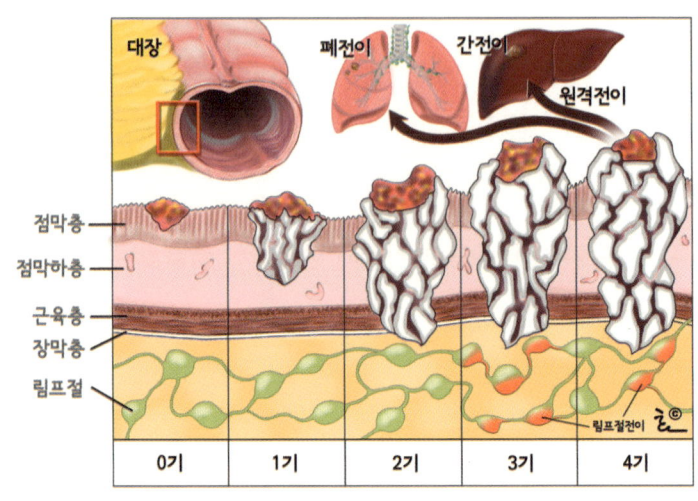

〈대장암의 병기 분류〉

〈TNM 병기〉

T1: 암세포가 점막하층까지로 국한된 경우

T2: 암세포가 근육층까지로 국한된 경우

T3: 암세포가 근육층을 뚫고 장막하층까지 침윤한 경우

T4a: 암세포가 장막층을 뚫은 경우

T4b: 인접 주위 장기까지 침윤한 경우

N0: 림프절 전이가 없는 경우

N1a: 림프절 전이가 1개 있는 경우

N1b: 림프절 전이가 2~3개인 경우

N1c: 림프절 전이 없이 암세포가 장막하, 장간막이나 복막으로 싸여 있지 않은 대장 주위 조직에 있는 경우

N2a: 림프절 전이가 4~6개인 경우

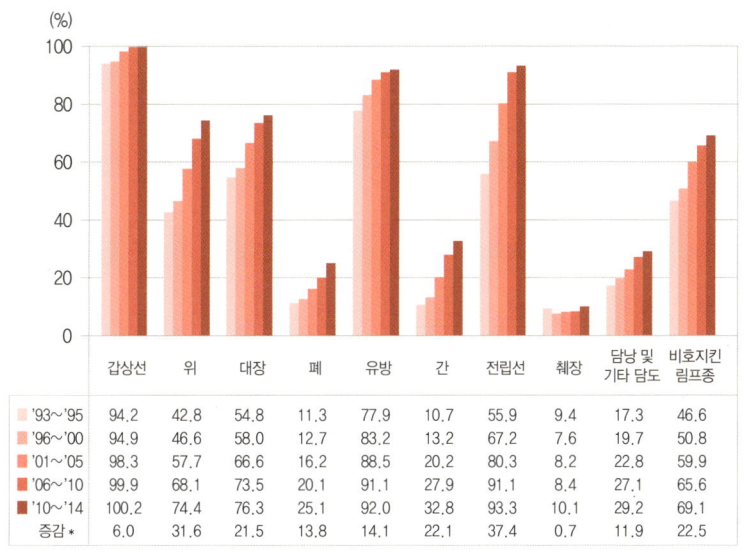

〈주요 암의 5년 상대생존율 추이: 남녀 전체〉

N2b: 림프절 전이가 7개 이상인 경우

M0: 원격장기 전이가 없는 경우

M1a: 한 장기에만 원격전이가 있는 경우

M1b: 하나 이상의 장기에 원격전이가 있는 경우

〈애슬러-콜러 병기〉

A: 암세포가 점막과 점막하층에 국한된 경우

B1: 암세포가 장벽 내에 머물고 림프절 전이가 없는 경우

B2: 암세포가 장벽 외로 나갔으나 림프절 전이가 없는 경우

B3: 림프절 전이가 없고 이웃 장기를 침범한 경우

C1: 암세포가 장벽 내에 머물고 있으나 림프절 전이가 있는 경우

C2: 암세포가 장벽 외로 나가고 림프절 전이가 있는 경우

C3: 림프절 전이가 있으며 이웃 장기를 침범한 경우

D: 간, 폐, 뼈 등으로 원격전이가 된 경우

병기별 5년 생존율은 대체로 0~1기 환자가 90% 이상, 2기는 70% 정도, 3기는 50% 정도, 4기는 10% 미만으로 보고되고 있으나, 각 병기 내에서도 세분화된 단계에 따라 차이가 나고, 환자의 상태나 종양의 특성에 따라 달라질 수 있습니다.

2015년에 발표된 중앙암등록본부 자료에 의하면 2010년~2014년 간의 대장암 5년 상대생존율은 76.3%(남자 78.1%, 여자 73.4%)였습니다.

대장암의 치료
-수술적 치료

32. 암의 위치에 따라 수술 방법이 상당히 다르다던데요?

종양의 위치에 따라 절제하는 범위가 다음과 같이 달라집니다.

결장에 생긴 암

―맹장, 상행결장 및 횡행결장의 근위부(대장 입구에 가까운 부분)에 위치한 암: 소장의 일부와 횡행결장 일부까지 제거하는 우측 결장절제술을 시행합니다. 절제 후에는 소장 끝 회장(回腸)과 횡행결장의 잘린 단면들을 서로 이어주는 회장결장문합술(吻合術)을 시행합니다. 문합술은 '연결술'이라고도 하며, 몸속의 장기들(위와 장, 장과 장, 혈관과 혈관)을 맞물려 잇는 수술을 가리킵니다.

―횡행결장 중앙부에 위치한 암: 횡행결장 전체를 제거하는 횡행결장절제술을 시행하고 절제 부위 양쪽의 결장을 서로 연결합니다.

―횡행결장의 말단부, 하행결장에 위치한 암: 좌측 결장절제술을 시행합니다.

―에스상결장에 위치하는 암: 상부 직장 및 에스상결장을 골반복막의 상부에서 절제하고 문합하는 전방절제술(前方切除術)을 시행합니다.

직장에 생긴 암

―직장은 편의상 상부, 중간부 및 하부의 세 부분으로 나뉩니다.

―상부 직장에 위치한 암: 직장의 상부, 즉 항문으로부터 12cm 이상 위쪽에 발생한 암은 상부 직장 및 에스상결장을 골반복막의 상부에서 절제하고 문합술을 시행하는 전방절제술이나, 골반복막을 절개하고 중치핵동맥을 포함한 직장의 측면 구조물들을 절제한 뒤에 문합술을 시행하는 저위(低位)전방절제술을 시행합니다.

―중간부 직장에 위치한 암: 항문으로부터 6~12cm 위치에 있는 직장암은 가급적 모든 수단을 동원하여 항문을 보존하는 괄약근보존술을 시행하는 것이 일반적 원칙입니다.

―하부 직장에 위치한 암: 종양이 항문으로부터 3~5cm에 위치하는 일부 직장암의 경우, 항문 괄약근을 침윤하지 않았고 항문 기능을 보존할 수 있다고 판단되면 수술 전 방사선치료와 항암치료를 통해 괄약근보존술을 시행할 수 있습니다. 그러나 암이 항문 괄약근을 침윤했거나 항문 기능 보존이 불가능하다고 판단되는 경우에는 대부분 복회음(腹會陰)절제술을 시행합니다. 복회음절제술이란

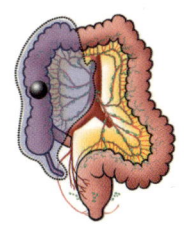 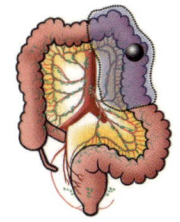 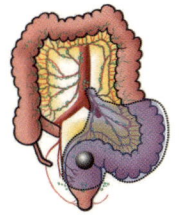 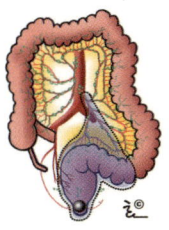

우측 대장절제술　　좌측 대장절제술　　저위전방절제술　　복회음절제술

〈대장암의 위치에 따른 절제술의 범위〉

복부와 회음부를 통하여 암이 있는 부위의 직장과 결장의 일부를 절제하고 남아 있는 결장의 끝을 대변의 배출 통로인 인공 항문(장루)으로 만드는 수술입니다.

─조기 직장암: 종양이 항문연(肛門緣, 항문관의 가장 아랫부분)으로부터 8cm 이내에 있고 근육층 침범과 림프절 전이가 없으며 종양의 크기가 4cm 이하인 조기 직장암은 항문을 통하여 국소 절제를 시행합니다.

33. 내시경을 이용한 절제는 어떤 경우에 가능한가요?

암세포의 분화도가 좋고, 혈관이나 림프관을 침범하지 않았으며, 점막 또는 점막하 조직 일부에만 국한되어 있다는 등의 조건을 모두 충족하는 조기 대장암은 내시경적 절제술만으로도 치료가 가능합니다. 내시경 절제 후 잘라낸 조직을 면밀히 검토한 결과 암의 침윤 정도가 깊거나 세포의 분화도가 나쁜 경우, 또는 혈관이나 림프관을 침범한 소견이 보일 때는 2차적으로 개복수술이나 복강경수

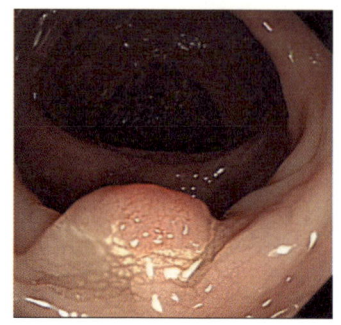

〈조기 대장암의 내시경 소견〉

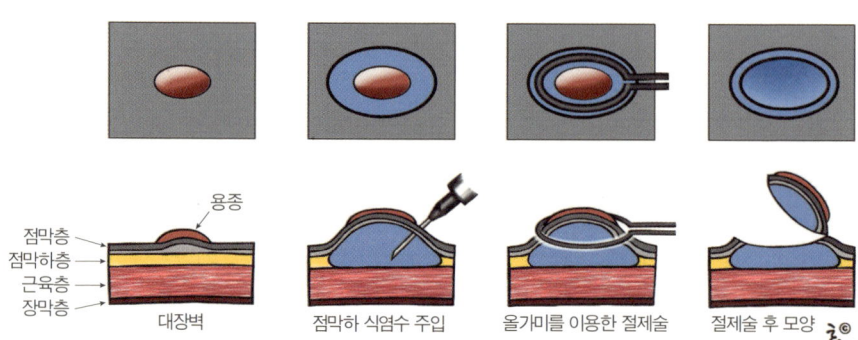

〈내시경적 절제술〉

술을 시행하여 대장을 광범위하게 절제해야 하는 경우도 있습니다.

내시경적 절제술만으로 치료를 받은 경우에도 정기적으로 추적검사를 받아야 합니다.

34. 대장암도 복강경수술을 합니까?

복강경(腹腔鏡, laparoscope)이 복부 수술에 도입된 이래 대장암에서도 이 방식의 수술이 시도되어 왔습니다. 복강경수술이란 개복수술과 달리 커다란 절개창(切開創)을 내지 않고 복강경용 카메라와 복강경수술용 기구들이 들어갈 작은 구멍들(절개공)만을 내어 그것을 통해 수술하는 방법을 말합니다. 절개 부분이 작고 수술 시 주위 장기에 대한 손상이 적기 때문에 수술 후 통증이 적고 회복도 빨라서 일상생활로 빨리 복귀할 수 있다는 장점이 있습니다. 입원 기간이 짧아져 경제적인 측면에서도 이점을 보입니다. 상처가 작으므로 미용적 측면에서도 좋습니다.

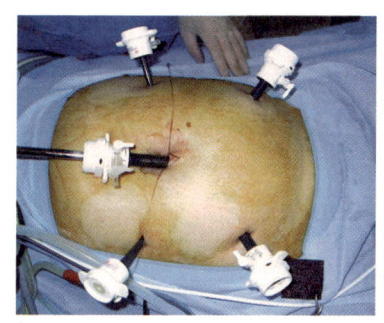 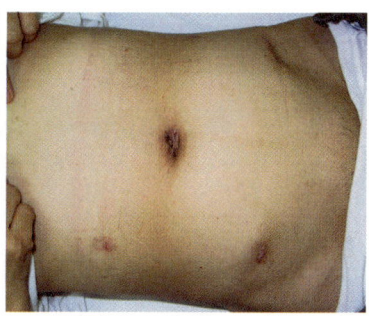

〈복강경을 이용한 대장암 수술 후의 상처〉

35. 수술 시에 하는 마취의 종류를 설명해 주십시오.

대장암 치료를 위한 수술에는 대부분 전신마취를 합니다. 전신마취를 하면 수술 시작 전에 잠이 들고, 수술이 끝난 후에 의식이 회복됩니다. 전신마취는 중추신경계를 억제하는 약물을 투여해 환자의

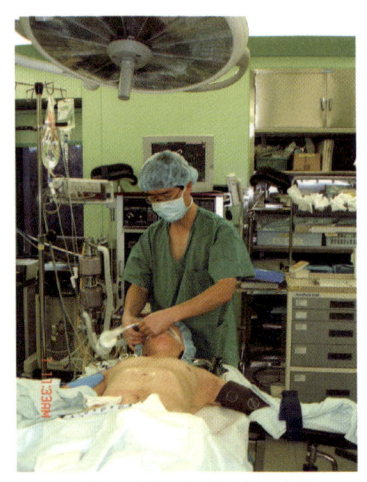

〈수술 전 전신마취를 하는 장면〉

의식이 없어지고, 유해 자극에 대한 반사 또한 소실되며, 통증을 느끼지 않고, 근육이 이완되는 등 네 가지 효과가 모두 발생한 상태를 말합니다.

전신마취를 하면 환자 스스로 호흡을 할 수 없기 때문에 기도 안에 튜브를 삽입해 호흡을 조절합니다. 전신마취에 사용되는 약제는 폐를 통해 약제가 흡수되는 흡입마취제나 정맥 주사를 통하여 투여되는 정맥마취제가 사용됩니다.

항문을 통해 종양을 잘라내는 경우에는 척추마취도 가능합니다. 전신마취와 달리 척수신경 주변에 국소마취제를 투여하는 것으로 수술 부위를 포함하여 하반신을 마취하는 것입니다. 전신마취에 비해 수술 후 폐 합병증이 적은 장점이 있습니다.

어떤 종류의 마취를 하든 환자가 수술실에 있는 동안 의료진은 각종 첨단 기계를 통해 매 순간 환자의 체온, 맥박, 호흡, 혈압, 말초동맥 산소 포화도 등을 점검하면서 수술에 필요한 최적의 생리 상태를 유지하기 위해 노력합니다.

36. 수술 후의 통증이 걱정되네요.

마취에서 깨어난 환자는 심한 통증을 느끼게 됩니다. 통증은 그 자체로 괴로울 뿐 아니라, 수술 후의 회복을 더디게 하고 여러 가지 합병증을 유발할 수 있습니다. 예를 들면 수술 후 대장의 운동기능을 빨리 회복하려면 침상에서 일어나 자주 걸어야 하는데 통증이 심할 때는 걸을 수가 없습니다. 또 폐 합병증을 예방하기 위해 심호흡과 기침하기, 가래 뱉어내기 등을 해야 하는데 배가 너무 아프면 제대로 할 수 없습니다.

하지만 수술 후 통증에 대해 너무 두려워하지는 마십시오. 지난 몇 년간 수술 후 통증 치료가 크게 발전하면서, 진통에 효과적인 약제를 효율적이고 부작용이 적은 방법으로 투여하는 '자가 통증조절법'이 개발되었습니다. 이른바 '무통 치료'로 알려진 것으로, 환자가

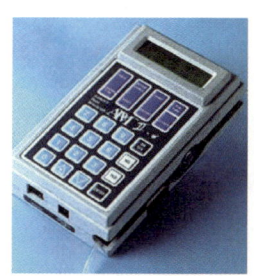
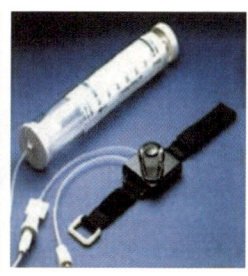
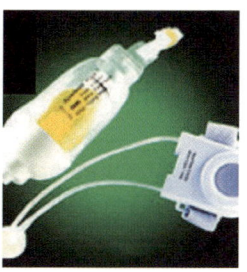
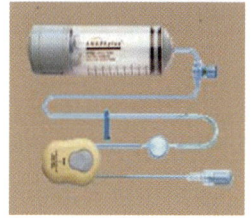
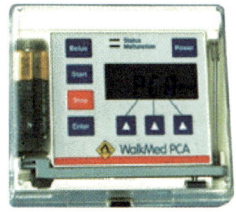

〈자가 통증조절 주입기〉

통증을 느낄 때마다 스스로 진통제를 주입할 수 있게 한 시스템입니다. 진통제의 용량과 투여 간격은 의료진에 의해 최적으로 조절되므로 환자는 통증을 느낄 때 몸에 부착된 기구의 단추를 누르기만 하면 됩니다.

37. 저희 아버지는 연세가 80세이시고 천식까지 있는데 수술이 가능할까요?

일률적으로 몇 살 이상은 수술이 불가능하다는 식의 상한 연령은 없습니다. 문제는 고령일수록 심장, 폐 또는 뇌혈관의 질환, 고혈압, 당뇨, 그 밖의 병이 많다는 점입니다. 그럴 경우 수술 및 마취 시의 합병증 발생 가능성이 커질 수 있습니다. 아무리 고령이라 해도 이런 동반 질환이 없이 건강할 때에는 합병증의 위험도가 그리 높지 않습니다.

반면에 아무리 젊은 나이라도 동반 질환이 위중하다면 수술이 불가능합니다. 문제의 병을 먼저 치료해야 암 수술을 할 수 있는 경우도 종종 있습니다.

의료진은 모든 수술 환자에 대해 여러 가지 사전 검사를 해서 이런 위험들을 점검합니다. 이상이 있는 경우에는 수술 전에 합병증 발생 예방 처치를 하거나 합병증 발생 시 신속하게 대처할 준비를 잘 갖추고 수술에 임합니다.

수술 시엔 대개 전신마취를 하게 되는데, 평소 지극히 정상이던

폐도 이때는 기능이 저하되게 마련입니다. 특히 천식이 있다면 마취의 영향을 크게 받습니다. 이런 경우 보통 호흡기내과 의사에게 의뢰하여 폐의 기능을 도와줄 약물을 수술 전부터 사용하고, 수술 중이나 수술이 끝난 후에도 적절한 약물을 투여합니다. 천식 때문에 수술과 마취가 불가능한 경우는 거의 없습니다.

38. 수술 후 합병증에는 어떤 것들이 있나요?

수술 후에 다음과 같은 합병증들이 발생할 수 있습니다.

─폐 관련 합병증: 무기폐(無氣肺), 폐렴 등이 있습니다. 무기폐란 호흡기의 분비물(가래 등)이 기관지를 막는 바람에 공기가 들어가지 못하고 폐가 쭈그러든 상태를 말하며, 수술 후 흔히 발생하며 지속되는 경우 폐 관련 합병증이 증가합니다. 이를 예방하기 위해서는 심호흡, 기침하기, 가래 뱉어내기 등을 꾸준히 해야 합니다.

─문합부 누출: 장을 자르고 나서 양쪽을 이어준 부위(문합부)의 혈류가 좋지 않거나 많이 당겨지게 되면 잘 아물지 않아서 장의 내용물이 장 밖으로 새는 경우가 있습니다. 이러한 경우는 재수술이 필요할 수도 있습니다.

─복강내 감염: 수술 중 세균 유입이나 문합부 누출로 인하여 복강 내에 염증이 생기는 것을 복강 내 감염이라고 합니다.

─출혈: 수술 중 및 수술 후에 출혈이 있을 수 있습니다. 수혈이

필요할 수도 있습니다.

　—상처의 염증: 당뇨가 있거나 기존에 스테로이드 약물을 복용하신 분들은 상처 치유가 지연되고 염증이 생길 가능성이 건강한 사람보다 높습니다.

　—장의 유착: 건강한 성인의 경우에는 복강 안에 있는 소장, 대장, 위, 복막 등의 장기들은 기름을 발라놓은 듯이 매끄러워서 인접해 있어도 서로 들러붙지 않습니다. 그러나 개복하여 수술을 하게 되면 복막의 손상에 의한 염증, 혹은 복강에 남은 피의 응고 따위가 원인이 되어 장기들이 곧잘 달라붙게 됩니다. 소장이나 대장이 복강 내에서 다른 부위에 달라붙는 것을 장의 유착이라고 합니다.

　—배뇨장애와 성기능 장애: 에스상결장암 또는 직장암을 수술할 때, 암이 배뇨와 성기능에 관여하는 신경을 침범했거나 아주 근접한 경우엔 불가피하게 그 신경을 같이 절제하기도 하는데, 그 결과로 두 기능에 장애가 올 수 있습니다. 직장암 수술에서는 대부분의 환자에게 일시적으로 배뇨장애가 발생할 수 있습니다. 시간이 경과하면 대부분 정상으로 돌아옵니다.

　—배변 습관의 변화: 우측 결장을 절제했거나 대장의 많은 부분을 절제했을 때는 묽은 변을 자주 보는 증상이 나타날 수 있습니다. 직장암으로 직장의 일부 또는 대부분을 절제하면 변이 아주 잦아질 수 있습니다. 직장은 대변을 저장했다가 모아서 배출하는 곳인데, 그것이 작아지거나 없어졌기 때문입니다. 암이 항문에서 얼마나 떨어진 곳에 있었는지, 직장을 얼마큼 절제했는지에 따라 정도

가 다릅니다. 이러한 증상은 시간이 지나면서 점차 나아져, 대개 수술 후 6개월이 되면 크게 호전되고, 그 후 약 2년 사이에 서서히 더 좋아집니다.

―항문 주위의 통증: 화장실에 자주 가게 되면 항문 주위가 헐어 통증이 올 수 있습니다. 이럴 때는 휴지로 뒤를 닦는 것보다 샤워기 등을 이용해 물로 씻는 편이 좋습니다. 비누는 피부를 더 자극하므로 쓰지 않는 게 낫고, 비데는 사용해도 괜찮으나 물의 압력이 너무 세면 항문 주위 피부 손상이 심해지니 주의해야 합니다. 물로 씻은 후에는 마른 수건으로 꾹꾹 눌러서 물기를 없앱니다(문지르지 마십시오). 속옷은 너무 끼이지 않는 것을 입습니다.

39. 장유착, 장폐색이란 무슨 현상인가요?

개복하여 수술을 하게 되면 복막의 손상에 의한 염증, 혹은 복강에 남은 피의 응고 따위가 원인이 되어 장기들이 곧잘 달라붙게 됩니다. 이러한 현상을 유착이라 하며, 소장이나 대장이 복강 내에서 다른 부위에 달라붙는 것을 장의 유착이라고 합니다. 장이 꼬이거나 꺾인 상태에서 유착이 일어나면 장의 내용물이 밑으로 내려가지 않는 장폐색 증상이 나타나게 됩니다. 장의 유착에 의한 장폐색은 수술 후 흔히 발생하는 합병증의 하나이며, 이를 예방하기 위해서는 수술 다음날부터 보조기 등을 이용하여 걷는 운동을 시작하는 것이 좋습니다.

40. 수술을 하면 배변 습관에 변화가 생깁니까?

우측 결장을 절제했거나 대장의 많은 부분을 절제했을 때는 묽은 변을 자주 보는 증상이 나타날 수 있습니다. 대개 수술 후 몇 달이 지나면 횟수도 줄어들고 변의 굳기도 정상화됩니다.

직장암으로 직장의 일부 또는 대부분을 절제하면 변이 아주 잦아질 수 있습니다. 직장은 대변을 저장했다가 모아서 배출하는 곳인데, 그것이 작아지거나 없어졌기 때문입니다. 암이 항문에서 얼마나 떨어진 곳에 있었는지, 직장을 얼마큼 절제했는지에 따라 정도가 다릅니다. 이러한 증상은 시간이 지나면서 점차 나아져, 대개 수술 후 6개월이 되면 크게 호전되고, 그 후 약 2년 사이에 서서히 더 좋아집니다.

41. 배뇨장애나 성기능의 장애도 흔히 오나요?

에스상결장암 또는 직장암을 수술할 때, 암이 배뇨와 성기능에 관여하는 신경을 침범했거나 아주 근접한 경우엔 불가피하게 그 신경을 같이 절제하기도 하는데, 그 결과로 두 기능에 장애가 올 수 있습니다. 직장암 수술에서는 대부분의 환자에게 일시적으로 배뇨장애가 발생할 수 있습니다. 시간이 경과하면 대부분 정상으로 돌아옵니다.

성기능 장애에는 남성의 경우 발기 부전 및 사정하는 느낌은 있는

데 정액이 나오지 않는 소위 역행성 사정이 생길 수 있습니다. 여성은 성관계 시에 윤활액이 적어지거나 통증을 느낄 수도 있습니다.

　수술 후의 성기능 장애에 신경 차단 같은 신체적 요인보다 암에 대한 불안감과 스트레스 등 심리적 요인이 더 크게 작용하는 경우가 종종 있습니다. 배우자의 이해와 포용이 필요하며, 정신과 의사와의 상담이 도움이 될 수도 있습니다.

42. 수술 후 항문 주위가 헐어서 아픕니다. 좌욕 요령을 알려주세요.

　변을 자주 보게 되면 항문 주위가 헐어 통증이 올 수 있습니다. 이럴 때는 휴지로 닦는 것보다 샤워기 등을 이용해 물로 씻는 편이 좋습니다. 비누는 피부를 더 자극하므로 쓰지 않는 게 낫고, 비데는 사용해도 괜찮으나 물의 압력이 너무 세면 항문 주위 피부 손상이 심해지니 주의해야 합니다. 물로 씻은 후에는 마른 수건으로 가볍게 눌러 닦아서 물기를 없앱니다(문지르지 마십시오). 속옷은 너무 조이지 않는 것을 입습니다.

　항문 주위의 통증에 좋은 것으로 좌욕이 있습니다. 좌욕이란 따뜻한 물에 엉덩이를 담그는 것으로, 항문 부위의 상처를 치유하고 아픔을 줄이는 효과가 있습니다. 보통 하루 3~4회, 한 번에 5~10분쯤 하도록 권하지만, 상태에 따라 다를 수 있으니 담당 의사나 간호사의 지시에 따르십시오. 물은 40도 이하, 손을 넣어보아 뜨겁

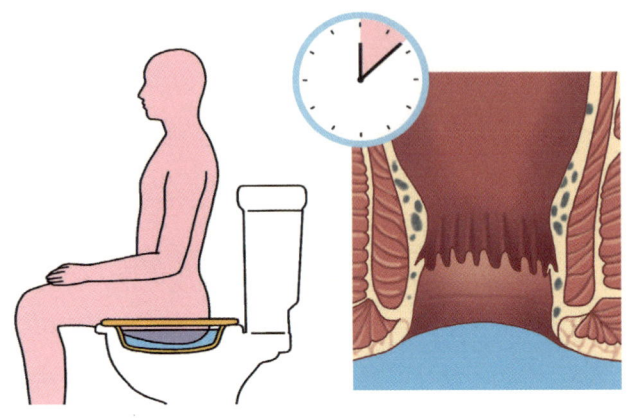

〈좌욕 요령〉

지 않은 정도가 적당합니다. 요오드 성분이 포함된 소독제를 물에 섞으라고 담당 의사가 지시하는 수도 있지만, 대개는 깨끗한 수돗물이면 무방합니다. 좌욕기가 없다면 세숫대야를 사용해도 됩니다.

43. 수술 후에 평소 하던 운동을 계속 해도 되나요? 만약 해도 된다면 언제부터 해야 하나요?

수술 후 가능한 빠른 시일 내에 복식 호흡부터 발목운동, 무릎 구부렸다 펴기 운동 등 혈액 순환 촉진운동을 시작하고 걷기 등 가벼운 유산소 운동을 시작합니다. 또한 회복기의 컨디션에 따라 수술 후 1~2개월 후부터 매일 중강도 수준의 유산소 운동과 근력 운동, 평소 본인이 즐겨하는 운동을 서서히 진행하는 것이 좋습니다. 그러나 장루를 지닌 경우는 과한 복압을 올리는 운동이나 신체 접

촉이 있는 운동은 피하십시오. 복부 개복수술을 크게 받았거나 심폐 질환 등 신체 운동에 주의를 요하는 경우는 담당 의사와의 상담을 통해 점진적으로 저강도 운동부터 운동 강도를 높이는 것이 좋습니다.

구분	중강도 신체활동	고강도 신체활동
운동 및 여가	걷기, 댄스, 자전거 타기, 승마, 요가	조깅, 빠르게 자전거 타기, 에어로빅, 웨이트 트레이닝, 등산, 춤추기, 수영, 줄넘기, 인라인스케이트
스포츠 활동	배구, 골프, 소프트볼, 야구, 스키, 배드민턴 및 테니스(복식) 그 외 시합 형태가 아닌 구기 종목	축구, 배드민턴 및 테니스(단식), 농구, 라켓볼, 스키, 그 외 시합 형태의 구기 종목
가사활동	손빨래, 진공청소기 돌리기, 카펫 및 계단 청소, 가벼운 물건 옮기기, 세차하기, 장보기	무거운 물건 옮기기
직업적 활동	걷기나 나르기 등이 포함된 업무 (경비, 농업, 서비스업)	고강도 노력 및 노동이 포함되어 있는 활동 (임업, 건설, 소방)
신체활동을 하고 있는 중에	노래를 부를 수 있다면	저강도
	옆사람과 대화를 할 수 있다면	중강도
	숨쉬기가 힘들어 대화하기가 어렵다면	고강도

〈신체활동의 강도에 따른 분류〉

복강경이 복부 수술에 도입된 이래 대장암에서도 이 방식의 수술이 시도되어 왔다. 복강경수술이란 개복수술과 달리 커다란 절개창을 내지 않고 복강경용 카메라와 복강경수술용 기구들이 들어갈 작은 구멍들만을 내어 그것을 통해 수술하는 방법을 말한다. 절개 부분이 작고 수술 시 주위 장기에 대한 손상이 적기 때문에 수술 후 통증이 적고 회복도 빨라서 일상생활로 빨리 복귀할 수 있다는 장점이 있다. 입원 기간이 짧아져 경제적인 측면에서도 이점을 보인다. 상처가 작으므로 미용적 측면에서도 좋다.

대장암의 치료
-항암화학요법

44. 항암화학요법이란 무엇입니까?

항암화학요법이란 환자에게 항암 약제를 주사하거나 복용토록 하여 암을 치료하는 방법입니다. 상황에 따라 하나의 약제만 사용하기도 하고, 여러 약제를 동시에 병합하여 쓰기도 합니다. 항암 약물은 전신으로 전달되므로 대장에 있는 암뿐만 아니라 간이나 폐 등으로 전이된 암에도 효과를 보이는 전신 치료법입니다.

대장암에서 항암화학요법은 크게 4가지의 목적으로 사용됩니다.

―수술 후 재발의 위험을 낮추기 위한 보조적 치료법

―2~3기 직장암에서 수술 전 또는 수술 후 방사선치료의 효과를 높이기 위해 함께 투여

―간 또는 폐에 국한된 전이암에서 수술이 가능하도록 종양의 크기를 줄이기 위한 선행 화학요법

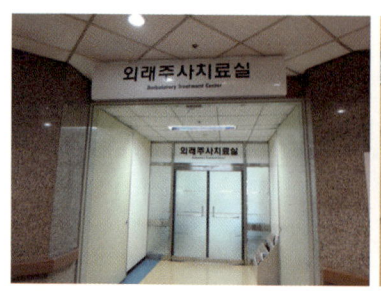 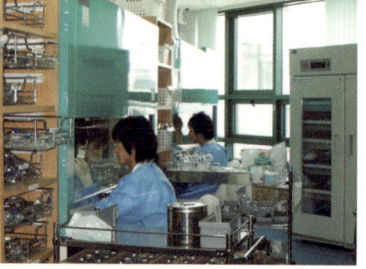

〈항암치료는 주로 외래에서 이루어진다〉   〈항암제 무균 조제 과정〉

―전이나 재발이 되었을 때 생명 연장을 위한 고식적(姑息的, palliative, 완치가 목적이 아닌 생명을 연장시키고 증상 조절을 위한) 목적

45. 방사선치료와는 쓰임새가 어떻게 다르죠?

방사선치료는 국소적인 치료법으로, 진행성 직장암에서 재발 가능성이 높은 경우, 즉 병기가 2기나 3기인 암의 수술 전 또는 수술 후에 보조적 치료로 흔히 이용됩니다. 하지만 4기라 할지라도 절제가 가능한 원격전이인 경우에는 보조적 방사선치료를 할 수 있고, 1기 암에서 국소 절제 후 재발을 막고자 시행하기도 합니다. 아울러 수술이 불가능하거나 시행하기 어려울 때 1차 치료 방법으로 이용될 수 있습니다. 한편, 직장암의 위치나 크기로 인해 항문 기능을 보존하는 수술이 어려운 경우에 수술 전 방사선치료로 종양의 범위를 줄임으로써 항문을 살리게 될 때도 있습니다. 직장암의 경우, 방사선치료는 단독 시행이 드물고 대부분 항암화학요법과 병용합니다. 이렇게 하면 항암제가 방사선의 효과를 증강시켜 국소 재발 확률이 낮아지고 생존율이 향상되는 효과가 있습니다.

방사선치료는 매일 10~20분쯤, 월요일부터 금요일까지 주 5회를 통원하며 받습니다. 치료 기간은, 수술 전이나 후의 보조적 치료라면 대개 6주 전후, 수술을 하지 않는 1차 치료나 재발한 암의 경우에는 7~8주입니다. 경우에 따라서는 짧게 2~4주만 하는 수도 있으나 이는 예외적입니다.

46. 수술 후 보조 항암화학요법을 하거나 안 하는 기준은 무언가요?

재발 가능성을 기준으로 수술 후 항암화학요법 여부를 정합니다. 대장암 1기는 재발 가능성이 낮은 조기암이므로 수술 후 항암화학요법을 하지 않습니다. 2기의 경우에는 재발 위험 요소 유무에 따라 저위험군과 고위험군으로 나누어 저위험군에서는 수술 후 항암화학요법을 하지 않습니다. 반면 진단 시 장폐색 또는 장천공이 되었던 경우이거나 수술 조직의 병리검사 결과에서 재발 위험 요소가 있는 고위험군에서는 수술 후 항암화학요법이 권장되고 있습니다. 3기로 진단되면 재발률을 낮추기 위해 보조로 항암화학요법(보조화학요법)을 하는 것이 표준적입니다.

47. 항암화학요법의 기간은 어떻게 되나요?

암을 완전히 절제한 경우(2기, 3기 및 4기 일부), 재발 가능성을 줄이기 위해 보조항암화학요법을 6개월 동안 시행합니다. 수술이 불가능하거나 수술 후 암의 일부가 남아 있는 경우에는 항암화학요법 기간을 미리 정할 수 없고, 약 2개월마다 CT 등으로 반응을 평가하여 치료 지속 여부를 결정하게 됩니다.

항암화학요법에도 불구하고 질병이 진행되거나 환자가 부작용을 감당하기 어려운 경우에는 치료를 중단하는 수가 있습니다. 그와 반대로, 항암제가 최대한의 효과를 얻었다고 판단되는 경우에도 치료를 일시 중단하고 경과를 관찰할 수 있습니다.

48. 항암치료를 받으면 생존율이 얼마나 높아지나요?

항암화학요법의 효과를 병기별로 살펴보면 다음과 같습니다. 우선, 앞에서도 말했듯이 병기가 1기인 조기 암은 재발 가능성이 적고 수술 후 5년 생존율이 90% 이상이므로 항암치료를 하지 않습니다.

대장암 2기 환자의 수술 후 5년 생존율은 일반적으로 70~80%이며, 항암치료로 향상되는 폭은 5% 포인트 미만이라고 생각합니다. 그러나 2기 중에서도 재발의 고위험군에 해당하는 경우에는 5년생존율이 60% 가량으로 떨어지기 때문에 항암화학요법을 받았을 때 재발률 감소의 효과가 평균 위험군에 비해 좀더 클 수 있습니다.

3기 환자의 5년 생존율은 약 40~50%입니다. 보조화학치료를 하였을 경우 재발의 위험을 낮출 수 있고, 이 때의 5년 생존율은 약 70%입니다. 4기의 경우에는 항암화학요법으로 치료받지 않은 환자에 비해 2~3배 이상으로 생존 기간을 늘릴 수 있습니다. 4기 환자 중 간이나 폐 전이를 잘라내는 근치적 절제수술을 받은 일부의 환자는 완치가 가능한데, 이 완치율 또한 항암화학요법을 추가로 받음으로써 향상시킬 수 있습니다.

49. 대장암 치료에는 무슨 항암제들을 사용하지요?

대장암의 항암제로는 5-플루오로우라실(5-FU, fluorouracil), UFT(tegafur-uracil), 카페시타빈(capecitabine) 같은 플루오로피리미딘(flouropyrimidine) 계열 약물들과 이리노테칸(irinotecan), 옥살리플라틴(oxaliplatin) 등이 널리 이용되어 효과를 보고 있습니다. 또한 2000년대 중반에 개발된 표적치료제인 베바시주맙(bevacizumab, 상품명 아바스틴) 및 세툭시맙(cetuximab, 상품명 얼비툭스)이 2014년 3월부터 재발, 전이암에서의 일차 요법으로서 건강보험 급여대상이 되어 점차 많이 이용되고 있습니다. 이외에도 표적치료제로 레고라페닙(regorafenib, 상품명 스티바가)이 2013년 국내 승인 및 시판이 시작되었습니다. 또한 아플리버셉트(aflibercept, 상품명 잘트랩)가 2017년 6월 2차 항암요법 약물로 보험승인 되었습니다.

주사제인 5-FU는 지난 60년 동안 대장암 항암치료의 근간이 되어왔으며, 카페시타빈은 체내에서 5-FU로 전환되는 경구약으로서 주사제 투여의 불편을 줄였습니다. 이리노테칸, 옥살리플라틴, 베바시주맙과 세툭시맙은 모두 정맥으로 투여되는 주사제입니다. 이들 약제는 단독으로 투여되기도 하고, 2~3개의 약제를 조합하여 투여되기도 합니다. 함께 투여되는 약제의 가짓수가 많아질수록 효과는 증대되지만 부작용도 늘어납니다. 종양의 상태(수술적으로 제거된 상태인지, 향후 수술적 제거를 목표로 하는지, 고식적 목적의 치료인지)에 따라 선택 약제의 종류와 가짓수가 달라질 수 있습니다. 그리고 환자의 전신 상태와 연령, 동반 질환에 따라 부작용의 발생빈도도 달라지므로 처방은 환자마다 조금씩 달라질 수 있습니다.

50. 먹는 항암제가 주사제보다 더 편하지 않습니까?

지난 60년간 대장암 치료에서는 주사 항암제인 5-FU가 근간 역할을 해왔습니다만, 최근 개발된 카페시타빈 같은 경구용 약제도 5-FU만큼 효과가 있어서 치료에 널리 이용되고 있습니다. 주사제인 옥살리플라틴이나 이리노테칸을 이런 약제들과 함께 사용하면 대개 효과가 더 커집니다. 보조항암화학요법에서든 고식적 화학요법에서든 주사제를 포함한 2제 요법(두 가지 제제를 함께 쓰는 요법)이 표준 치료이며, 경구용 약제만으로 치료를 하는 경우는 적습니다.

경구용 약제만으로 치료하면 효과가 다소 덜한 대신 부작용이 적기 때문에 노인 환자에게는 좋은 선택이 될 수도 있습니다. 암이 여러 곳으로 퍼져서 절제 수술이 불가능할 때, 약제의 부작용을 견디기가 쉽지 않을 때, 치료 목표가 생존 기간 연장과 삶의 질 향상에 있을 때 등에는 담당 주치의와 충분히 상의하여 경구용 약제를 택할 수도 있다는 얘기입니다.

51. 분자표적치료제라는 신약은 효과가 큰가요?

대장암은 표적치료제가 효과적이라고 밝혀진 대표적인 암 중 하나로서 베바시주맙과 세툭시맙이 가장 널리 사용되고 있습니다.

암세포에서 분비되는 혈관내피세포 성장인자(VEGF)라는 물질은 신생혈관 생성을 촉진해서 종양의 성장 및 전이에 중요한 역할을 하게 됩니다. 이러한 VEGF 경로를 차단하는 표적치료제들이 개발되었는데, 그 중 대표적인 것이 베바시주맙입니다. 이 표적치료제는 항암제와 병용 투여됨으로써, 전이성 및 재발성 대장암 환자의 치료 효과를 향상시켜 주었습니다. 베바시주맙은 효과를 미리 예측할 수 있는 예측 지표가 밝혀지지 않아 현재 특정 유전자 검사 등의 사용 없이 사용되고 있습니다.

또 다른 표적치료제인 세툭시맙은 상피성장인자 수용체(EGFR)에 대한 항체로 이들은 성장인자가 세포 내로 신호를 주는 것을 막게 하여 암세포의 성장을 억제하는 역할을 합니다. 하지만 세툭시맙은

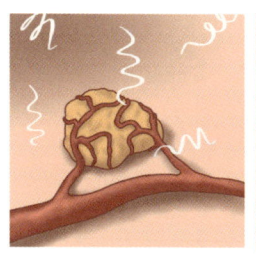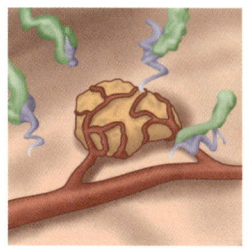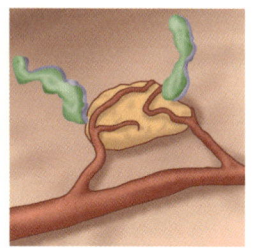

〈 베바시주맙의 작용 〉

모든 대장암 환자에서 효과가 있는 것이 아니고 RAS라는 유전자에 돌연변이가 있는 환자에서는 효과가 없습니다. 따라서 세툭시맙 치료 전에는 반드시 RAS 돌연변이 유무를 알기 위한 유전자 검사를 시행해야 합니다. 현재 이 두 가지 대표적인 약제에 대한 효과는, 적절한 환자에서 사용될 경우, 큰 차이가 없는 것으로 알려져 있습니다. 따라서 유전자 검사 결과, 약제의 부작용 양상, 환자의 기저 질환 등을 고려하여 이러한 표적치료제의 사용을 결정해야 합니다.

표적치료제는 일반적으로 항암화학요법제에서 흔히 나타나는 구토, 탈모, 피로나 혈구 감소증으로 인한 감염, 출혈의 위험이 적은 반면 고혈압, 단백뇨, 동맥혈전증, 수술 부위 상처 회복 지연(베바시주맙, 아플리버셉트, 레고라페닙) 및 피부 발진, 저마그네슘혈증(세툭시맙)과 같은 독특한 부작용이 나타납니다. 2017년 현재 표적치료제는 전이성 대장암에서 베바시주맙의 경우에는 일차 및 이차 요법, 아플리버셉트는 이차 요법, 세툭시맙의 경우에는 일차 요법에 한하여 건강보험 적용이 되고 있습니다. 이외에도 표적치료제에 속하는 레고라페닙은 건강보험 적용 대상이 아닙니다. 표적치료제의 약제비는

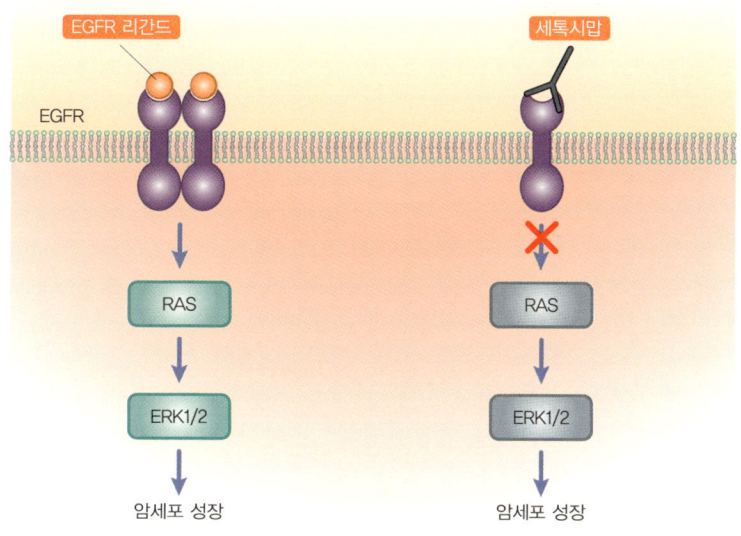

〈세툭시맙의 작용〉

1개월 기준 200~750만 원 사이로 매우 고가이고, 이들 약제들이 생존 기간 연장 효과는 보였으나 병의 완치를 목표로 투여되는 것은 아니므로 담당 의사와 충분히 상의한 후 결정해야 합니다.

52. 항암치료를 받다가 중단하는 수도 있는지요?

완치 수술 후 재발의 위험을 낮추기 위해 시행하는 항암화학요법(보조화학요법)의 경우, 현재까지 인정되는 치료 기간은 6개월입니다. 이 기간을 단축해도 효과가 유지된다는 증거는 없습니다. 물론 항암치료를 끝까지 한다고 해서 재발이 전혀 안 되는 것은 아니지만, 체력적으로 감당할 만하다면 담당 의사의 치료 방침을 따르는 게 좋습니다.

다만, 검사에서 백혈구나 혈소판의 감소 등 이상 소견이 있든지 구토와 설사 같은 부작용이 심하든지 해서 항암제 투여 시기를 늦추거나 용량을 줄이면서 대증치료를 하는데도 회복이 안 된다면 항암치료를 중단하게 됩니다.

몸에 암이 남아 있을 경우에는 항암제가 효과 있을 때까지, 환자가 항암제의 독성을 견딜 수 있을 때까지 지속하게 됩니다. 환자가 항암제의 독성을 감당할 수 없는 경우에는 불가피하게 치료가 중단될 수 있으며, 때로는 항암제 투여로 최대한의 효과를 얻었다고 판단할 때도 치료를 일시 중단하고 경과를 관찰합니다.

53. 항암제 부작용이 심하다는 말을 많이 들어서 두렵습니다.

암세포의 성장과 분열이 빠르다는 점을 노려 항암제는 주로 빨리 자라는 세포들을 죽이도록 만들어졌습니다. 따라서 정상 세포 중 일부 빨리 증식하는 것들은 항암제의 영향을 받게 되어 부작용이 발생합니다. 그러나 치료가 끝나면 대부분 원상 회복됩니다.

주로 발생하는 부작용은 백혈구나 혈소판 감소증, 탈모, 오심, 구토, 피로 등입니다. 그러나 약제에 따라 주된 증상이 다르거나 특이한 부작용을 보일 수 있습니다. 흔히 사용하는 항암제들의 부작용은 다음과 같습니다.

표에 나열된 부작용들이 치료 때마다 발생하는 것은 아니며, 증

항암제 종류	부작용
5-FU	오심, 구토, 구내염, 설사, 식욕부진, 피부염, 발진, 탈모증
카페시타빈	5-FU와 비슷한 부작용 외에 손발의 피부 변화(수족증후군)
옥살리플라틴	오심, 구토, 설사, 사지 말단이나 입술 주변의 일시적인 감각 이상
이리노테칸	설사, 오심, 구토, 복통, 탈모
UFT	구토, 설사, 구내염, 변비, 빈혈, 발진, 부종, 두통, 복통
세툭시맙	구토, 설사, 식욕부진, 피로, 점막염, 발진, 저마그네슘혈증
베바시주맙	고혈압, 단백뇨, 출혈, 소화기계 천공, 상처 부위 회복 지연
레고라페닙	수족증후군, 피로, 구내염, 고혈압, 설사

〈대장암에서 흔히 사용되는 항암제의 부작용〉

상의 정도도 개인차는 있지만 대부분 경미하고, 치료를 중단하거나 끝내면 사라지는 게 보통입니다. 부작용이 심하면 담당 의료진과 상담하여 도움을 받으십시오.

54. 구토와 설사, 발열에 대처하는 방법을 가르쳐주십시오.

―메스꺼움과 구토: 창문을 열어 환기를 시키고 맑은 공기를 마시도록 하며, 메스꺼운 느낌이 들면 긴장을 풀고 천천히 깊게 숨을 들이마시도록 합니다. 식사 후 바로 눕지 않습니다. 최소한 30분~1시간 정도는 상체를 세우고 있거나 기대어 있도록 합니다. 요리 시 음식 냄새로 메스꺼움과 구토가 더 심해질 수 있습니다. 변비로 인해 증상이 더 심해질 수 있으므로 미리 조절하는 것이 좋습니다.

―설사: 충분한 수분을 섭취하도록 합니다(보리차와 맑은 유동식). 식사는 소량씩 자주 먹도록 합니다. 강한 양념이나 카페인 음료(커

피, 홍차), 탄산음료 등은 피합니다. 처방 받은 지사제는 처음 설사 시 두 알을 복용하고 2시간 간격으로 한 알 또는 4시간 간격으로 두 알씩 하루 여덟 알까지 복용합니다. 복용 후에도 설사가 지속될 경우 응급실을 방문합니다.

— 발열: 보통 항암제 주사 후 7~14일 사이에 백혈구 수치가 가장 많이 떨어져 감염의 위험이 높아집니다. 식사 전과 외출 후, 화장실을 다녀온 후에는 반드시 물과 비누를 사용하여 손을 깨끗이 씻도록 합니다. 감기나 전염성 질환을 가진 사람과의 접촉을 피하는 것이 좋습니다. 38도 이상의 고열이 발생할 때에는 반드시 병원을 방문합니다.

55. 항암화학요법 중 주의해야 할 음식물은요?

수술, 방사선치료, 항암화학요법 등은 모두 환자의 체력을 떨어뜨리므로 지속적으로 치료를 받으려면 영양 섭취를 충분히 해야 합니다.

어떤 환자는 육류를 섭취하면 암세포가 활성화된다고 생각해 육류를 피하는데, 잘못된 상식입니다. 영양 상태가 좋은 사람일수록 항암화학요법이나 방사선치료의 부작용이 적게 생기고, 생기더라도 정도가 덜해서 치료를 훨씬 잘 견딥니다.

밥과 채소와 고기, 생선을 골고루 드십시오. 항암화학요법을 받을 때는 평소보다 단백질이 50% 이상, 열량은 20% 이상이 더 필요

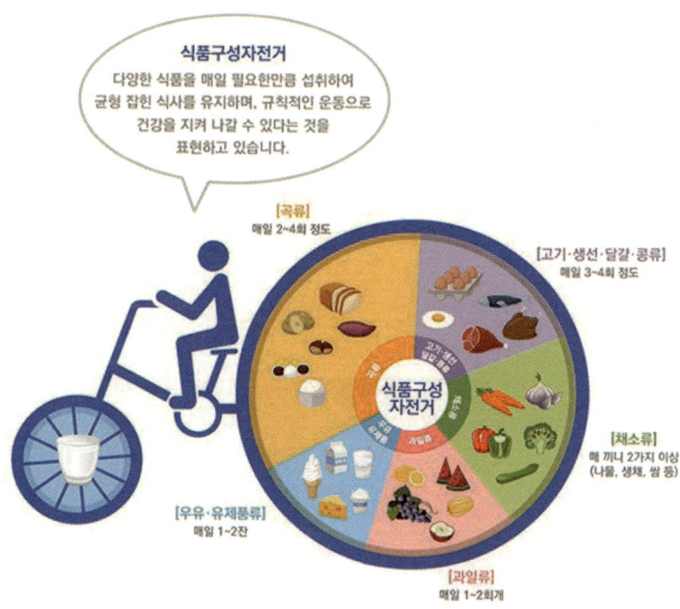

〈식품구성자전거/ 자료: 보건복지부, 2015 한국인 영양소 섭취 기준〉

하다는 연구 결과도 있습니다. 다시 말하지만, 단백질은 손상 받은 정상세포의 재생과 회복을 촉진하며, 열량은 힘든 치료를 견뎌낼 힘을 줍니다.

56. 몸에 케모포트라는 걸 설치한다는데 무슨 말인가요?

항암화학요법은 한 번에 끝나지 않고 주기적으로 받아야 합니다. 그런데 말초혈관을 통해 항암제를 반복적으로 주사하다 보면 말단의 혈관이 딱딱해지거나 약물이 혈관 밖으로 새어나가는 수가 있습니다. 이를 방지하기 위해 어느 한쪽 가슴의 피하지방층에 케모

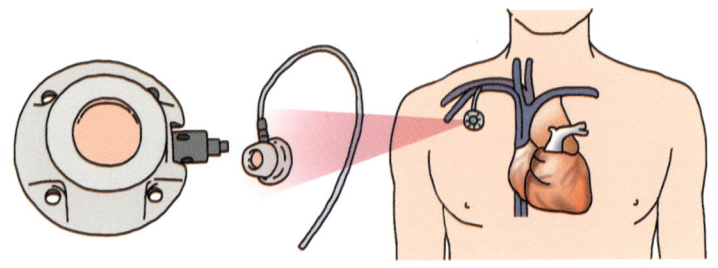

〈케모포트를 삽입하는 위치〉

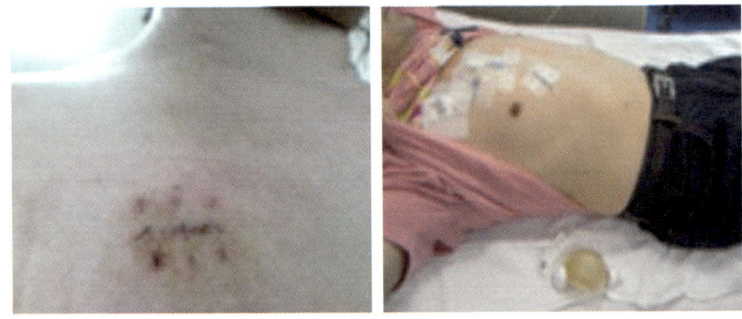

〈케모포트가 삽입된 흉부에 항암제를 연결한 모습〉

포트(chemoport)라는 카테터 즉 도관(導管)을 삽입해 놓고 항암제를 투여합니다. 이를 중심정맥 카테터, 중심정맥관이라고도 합니다.

참고로, 케모포트의 케모(chemo)는 'chemotherapy' 즉 (항암)화학요법의 약칭입니다. 대부분의 대장암 환자는 케모포트를 통해 항암제를 투여 받는데, 이 장치는 부작용이 없는 한 장기간 유지할 수 있어 매우 편리합니다. 24시간 이상 지속적으로 항암주사를 맞아야 할 때에도 입원하지 않고 집에서 할 수 있습니다. 샤워나 목욕을 해도 괜찮습니다. 카테터의 적절한 관리를 위해서는 퇴원 전에 설명을 충분히 들어야 합니다. 삽입된 케모포트를 장기간 사용하지 않을 때는 매달 한 번 외래를 방문해 카테터가 혈전 때문에 막히지 않도록 항응고제를 주입합니다. 체온이 38도 이상이거나 삽입 부위가 빨갛게 붓거나 아프거나 분비물이 있을 때, 삽입한 쪽의 어깨, 팔이 붓고 계속 저리거나 아픈 경우에는 즉시 병원을 방문해야 합니다.

57. 비소화합물이나 인삼이 항암 효과가 있나요?

항암 효과가 있다고 알려진 약이나 물질이라도 그 효과가 오랜 동물실험, 임상시험을 거쳐 과학적으로 입증이 되어야 비로소 치료제로 인정을 받습니다. 비소화합물 즉 비소(As) 원자가 들어 있는 화합물은 제3형 급성골수성 백혈병에 효과가 있다고 알려져 백혈병을 중심으로 현재 임상시험 중에 있습니다. 인삼의 효과와 부작용에 대한 지금까지의 연구 결과는 주로 실험실에서 배양된 암세포나 동물에게 이식한 암세포에서 입증된 결과로 인체 내에서의 항암 효과를 명확히 밝힌 연구는 아직 없습니다.

혹시 병원에서 권하지 않은 약을 암에 좋다 하여 쓰고 있다면, 그 약이 임상시험을 거친 것인지를 담당 의사에게 문의하십시오. 기적의 약, 신비의 약은 없습니다. 뉴스에 나오는 '새로운 암 치료제'도 수년에 걸쳐 효과가 검증되어야만 환자에게 투여할 수 있습니다.

의학적 근거 없이 단지 영양학적 측면만을 강조해 함부로 보약을 먹는 것도 바람직하지 않습니다. 평소에는 아무 문제 없이 먹던 보약이라도 암에 걸려 질병에 대한 저항력과 면역력이 떨어진 상태에서는 장애를 일으킬 수 있고, 특히 항암치료를 받을 때는 약물 상호작용이 생길 수도 있으므로 반드시 담당 의사와 상의하기 바랍니다.

암에 좋다고 소문났다는 식품은 주의해야 합니다. 집안에 암 환자가 있으면 식구들이 모두 나름의 전문가가 되고, 환자와 보호자는 귀가 얇아집니다. 암 치료에 무슨 약, 어떤 식품이 좋다는 말을 들으면 솔깃합니다. 그러나 과학적으로 입증되지 않은 정보는 오히려 해가 될 수 있습니다. 항암 효과가 있다고 잘못 알려진 음식이나 음료를 장기 복용하다가 몸이 더 나빠진 경우가 적지 않습니다.

대장암의 치료
-방사선치료

58. 어느 경우에 방사선치료를 받습니까?

　방사선치료는 국소적인 치료법으로, 진행성 직장암에서 재발 가능성이 높은 경우, 즉 병기가 2기나 3기인 암의 수술 전 또는 수술 후에 보조적 치료로 흔히 이용됩니다. 하지만 4기라 할지라도 절제가 가능한 원격전이인 경우에는 보조적 방사선치료를 할 수 있고, 1기 암에서 국소 절제 후 재발을 막고자 시행하기도 합니다. 아울러 수술이 불가능하거나 시행하기 어려울 때 1차 치료 방법으로 이용될 수 있습니다. 한편, 직장암의 위치나 크기로 인해 항문 기능을 보존하는 수술이 어려운 경우에 수술 전 방사선치료로 종양의 범위를 줄임으로써 항문을 살리게 될 때도 있습니다.
　직장암의 경우, 방사선치료는 단독 시행이 드물고 대부분 항암화학요법과 병용합니다. 이렇게 하면 항암제가 방사선의 효과를 증강시켜 국소 재발 확률이 낮아지고 생존율이 향상되는 효과가 있습니다.

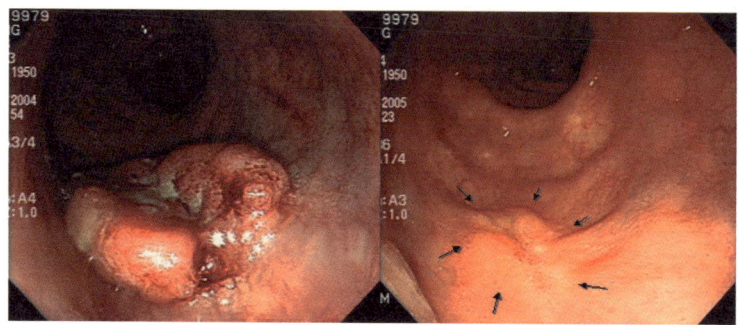

〈수술 전 항암화학 방사선치료를 받은 후 암 병변이 육안적으로 소실된 경우〉

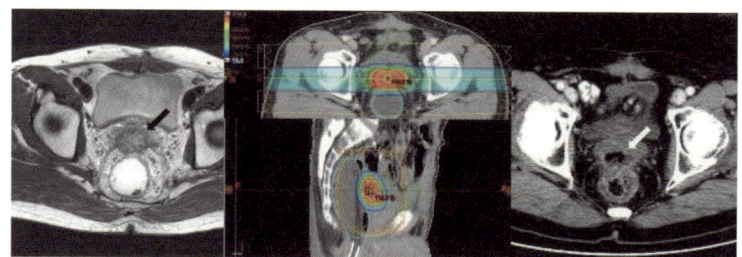

〈방광과 직장 사이에서 재발해 양성자치료를 받은 후 종양이 괴사된 소견〉

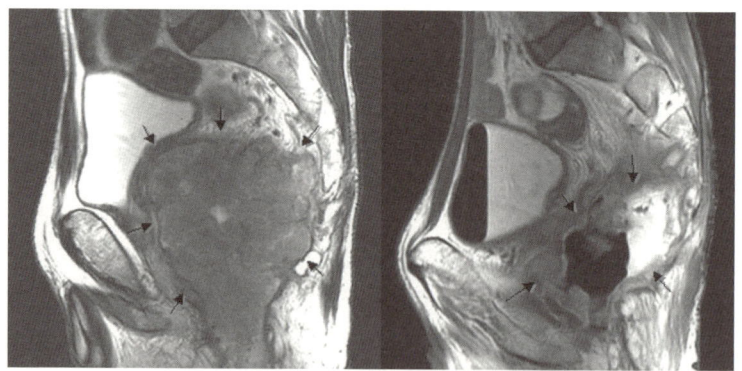

〈거대한 직장암으로 항암화학 방사선치료를 받은 후 종양의 대부분이 용해된 자기공명영상〉

59. 직장암의 방사선치료를 수술 전에 한다네요. 왜지요?

그동안은 보통 수술을 먼저 하여 병기를 확인한 후 주로 병기 2기와 3기, 그리고 4기 일부 환자에게 항암화학 방사선치료를 했으나, 최근엔 수술 전에 항암화학 방사선치료를 하는 쪽으로 추세가 바뀌고 있습니다. 수술 전이라도 자기공명영상(MRI)이나 직장초음파 검사로 병기를 정확히 예측할 수 있기 때문입니다.

수술 전에 하든 후에 하든 항암화학 방사선치료는 국소재발률을 낮추고 무병생존율을 향상시키는 효과가 있지만, 수술 전에 할 때는 다음과 같은 추가적 이점이 있습니다.

첫째, 원활한 혈액 순환과 효율적인 항암제 분포로 인하여 항암화학 방사선치료가 암세포에 미치는 효과를 최대한 높일 수 있고, 둘째, 수술 시 암세포의 파종을 막을 수 있으며, 셋째, 소장의 유착이 없어 방사선치료로 인한 합병증을 최소화 할 수 있고, 넷째, 치료의 완결률(부작용이나 체력의 저하 탓에 치료를 중도에 포기하지 않고 완결하는 비율)이 높다는 점입니다. 그 외에, 종양의 위치가 항문에 가까울 때 항문을 보존할 가능성을 높인다는 것도 장점입니다.

수술 전에 하는 항암화학 방사선치료의 단점은 MRI나 직장초음파 검사를 통한 진단에도 불구하고 일부 환자에서 과잉 치료의 가능성이 있다는 것입니다. 항암화학 방사선치료의 시행 시점은 해당 병원의 정책과 담당 의사의 선호에 따라 달라집니다. 또, 수술 전 항암화학 방사선치료를 선호하는 병원일지라도 병변의 위치가 직장의 위쪽이거나 병기 판단이 불확실한 경우에는 수술부터 먼저 한 후 병리 판독 결과에 따라 수술 후 항암화학 방사선치료의 시행 여부를 결정합니다.

60. 방사선치료는 얼마 동안 하게 되나요?

방사선치료는 매일 10~20분쯤, 월요일부터 금요일까지 주 5회를 통원하며 받습니다. 치료 기간은, 수술 전이나 후의 보조적 치료라면 대개 6주 전후, 수술을 하지 않는 1차 치료나 재발한 암의 경우에는 7~8주입니다. 경우에 따라서는 짧게 2~4주만 하는 수도 있으나 이는 예외적입니다.

61. 방사선을 그렇게 쐬면 통증 등 부작용이 생기지는 않는지요?

치료실에서 하루에 10~20분 동안 방사선을 쐬는데, 통증은 없습니다. 방사선 조사가 언제 시작되고 언제 끝났는지도 모를 만큼 물리적인 느낌이 전혀 없습니다.

다만, 치료를 시작한 지 2~3주가 지나면 골반부에 다소 뻐근한 느낌이 들 수 있고 이는 골반부의 연부조직이 미세하게 붓기 때문에 나타나는 증상이며, 치료가 다 끝나면 대부분 자연적으로 사라집니다. 드물게 중증도의 통증을 호소하는 수도 있지만 그럴 때는 담당 의사에게 말하면 적절한 처방을 받을 수 있습니다.

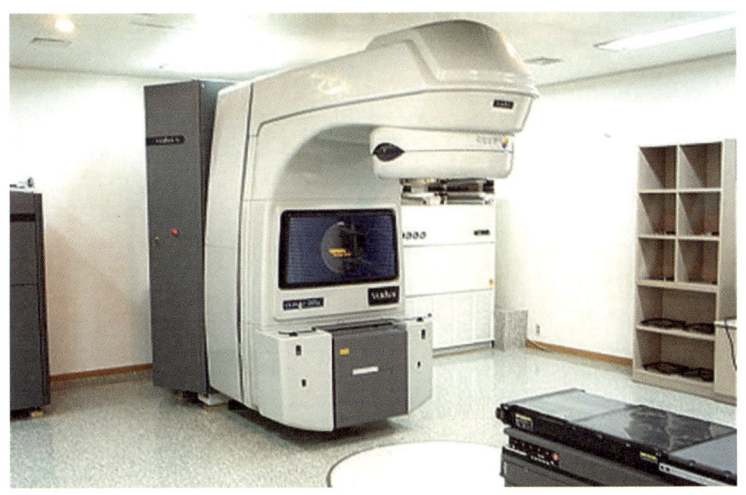

<방사선 치료기기인 선형가속기>

　방사선치료를 받으면 머리카락이 빠지는 게 아니냐고 묻는 분들도 있습니다. 한마디로, 그런 일은 없습니다. 방사선은 치료하는 부위에만 국소적으로 영향을 미칩니다. 직장암에서는 골반부에만 방사선을 조사하므로 머리 쪽은 영향을 받지 않습니다. 간혹 치료 중이나 치료 후에 머리카락이 빠지는 경우가 있으나 이는 함께 실시하는 항암치료 때문입니다.

　방사선을 쐰 환자의 주위 사람들도 신경 쓸 것이 전혀 없습니다. 아기에게 수유를 해도 괜찮습니다.

62. 직장암의 방사선치료 때문에 배변 습관이 변하나요?

　직장암의 방사선치료를 시작하고 2~4주 정도가 지나면 뒤가 무거워 자주 화장실에 가게 될 수 있습니다. 그럴 때 정작 변은 나오지 않거나 소량이기 쉽습니다. 방사선의 영향으로 직장이 붓기 때문에 생기는 현상입니다. 직장이 부으면 환자는 대변이 많이 쌓인 것으로 느껴 화장실에 자꾸 가게 됩니다. 이는 자연스러운 현상이며, 방사선치료가 끝나면 2~4주 안에 사라집니다.

치료 중에 이러한 증상이 나타나면 화장실에 가더라도 절대 힘을 주지 말고 자연스럽게 나오는 변만 처리하십시오. 힘을 주면 직장이 더 부어서 뒤보기의 악순환을 일으키게 됩니다. 변을 본 후 미지근한 물로 좌욕을 하는 것이 도움을 줄 때도 있습니다.

특히 직장을 절제하는 수술을 받아 대변 저장 능력이 떨어진 상태에서 방사선치료를 하게 되면 문제의 증상이 더 심해질 수 있습니다. 새로운 문제가 생겨서 나타나는 증상이 아니므로 안심하고, 심할 때는 담당 의사의 처방을 받으십시오.

방사선치료와 항암화학요법을 병행하는 경우에 설사가 생길 수 있습니다. 주로 소장이 영향을 받아 생기는 증상이니 크게 염려할 필요는 없습니다. 단, 설사가 과도하면 탈수 현상이 일어나거나 영양분이 결핍돼 환자의 기력이 떨어지기도 하니 수분과 음식을 적절히 섭취하는 데 유의해야 합니다. 섬유질이 많은 거친 음식이나 자극적인 음식의 섭취를 줄이고, 소화되기 쉽고 부드러운 음식을 드십시오. 너무 차거나 뜨거운 음식은 피하고, 상온의 음료를 마시도록 합니다. 또한 커피와 초콜릿 등과 같은 카페인을 향유한 식품과 음료를 제한하도록 합니다.

설사가 심하면 의사의 진찰을 받아 지사제를 처방 받으십시오. 설사가 계속되면 항문 주위의 피부가 헐 수 있으므로 좌욕을 하루 3~4차례 하고, 그 부위를 깨끗하게 건조시켜야 합니다.

63. 배뇨장애가 올 수도 있나요?

방사선치료 중 소변을 볼 때 요도가 따끔거릴 수 있습니다. 방사선의 일부가 요도에 조사되기 때문에 나타나는 증상입니다. 이는 일시적인 현상으로, 치료가 끝나면 자연적으로 사라집니다. 따끔거림이 심할 때는 담당 의사의 처방을 받으면 증상을 완화시킬 수 있습니다.

64. 방사선치료 중 성생활을 해도 될까요?

남성의 경우는 방사선치료를 해도 성생활에 전혀 지장을 받지 않습니다. 예전처럼 생활하면 됩니다. 여성의 경우에는 질 점막에 방사선이 영향을 미치므로 성관계 시 점막이 손상될 수 있습니다. 따라서 방사선치료 중과 끝난 후 2~3개월 동안은 자제하는 것이 좋습니다. 그 뒤 일단 정상적인 성생활을 시작하면 어떠한 제약도 없습니다. 질 협착과 건조증으로 인해 성관계 시 통증을 느낀다면 질 윤활제를 쓰면 됩니다.

65. 치료 중에 목욕을 해도 괜찮은가요?

방사선치료 부위에는 과녁이 그려져 있습니다. 이 표지는 방사선을 정확히 조사하기 위해 꼭 필요합니다. 따라서 표지가 지워지지 않도록 표지가 그려진 부위는 미지근한 물로만 씻고 나머지 부위는 가볍게 비누칠을 하는 정도로 샤워를 하십시오. 방사선치료가 끝난 후에도 몸을 씻을 때는 골반 부위의 피부가 약해져 있다는 점에 유의해서 때밀이 타월로 밀지 않는 것이 좋습니다. 탕 목욕은 바람직하지 않습니다.

피부에 그린 표시가 지워지거나 희미해지면 치료실의 담당 의사에게 얘기하십시오.

66. 항문 통증이 심해지면 어떡하지요?

항문은 입술이나 손바닥처럼 감각이 아주 예민한 곳입니다. 조그만 변화에도 아주 민감하고, 실제보다 심각하게 느껴질 수 있습니다. 병변이 직장의 하부, 항문과 가까운 곳에 있을 경우에는 방사선 치료 영역에 항문이 포함되기 때문에 치료 후반부에 항문이 붓거나 피부가 벗겨질 수 있습니다. 이때 단순한 불편감만 느낄 수도 있고, 심한 통증이 유발될 수도 있습니다. 이는 항문 가까이에 있는 병변을 치료할 때 생기는 불가피한 일이며 통증으로 인해 일상생활에 지장이 있다면 담당 의사에게 말하여 적절한 처방을 받으십시오.

암의 재발과 전이

67. 대장암의 재발 양상과 그 치료 방법이 궁금합니다.

대장암은 근치적 절제술을 시행해도 20~50%에서 재발을 합니다. 재발은 국소 재발, 원격전이, 그리고 국소 재발과 원격전이가 동반된 재발의 세 가지 형태로 나타나지만, 대체로 보면 국한된 장소에 단독으로 발생하는 경우보다 국소 재발과 원격전이가 동반되는 광범위한 재발이 많습니다. 이는 근치적 절제에 한계가 있다는 뜻입니다.

대장암 세포는 혈관을 타고 몸의 다른 부위로 전파될 수도 있고, 림프관을 따라 이동하여 림프절을 침범할 수도 있으며, 대장의 바깥쪽 복막에 마치 씨가 뿌려지듯이 퍼져 주위로 침윤해 들어갈 수도 있습니다. 림프절 전이의 경우, 암세포가 침범한 림프절 수가 많을수록, 멀리 떨어진 림프절까지 침범할수록 예후가 나쁩니다.

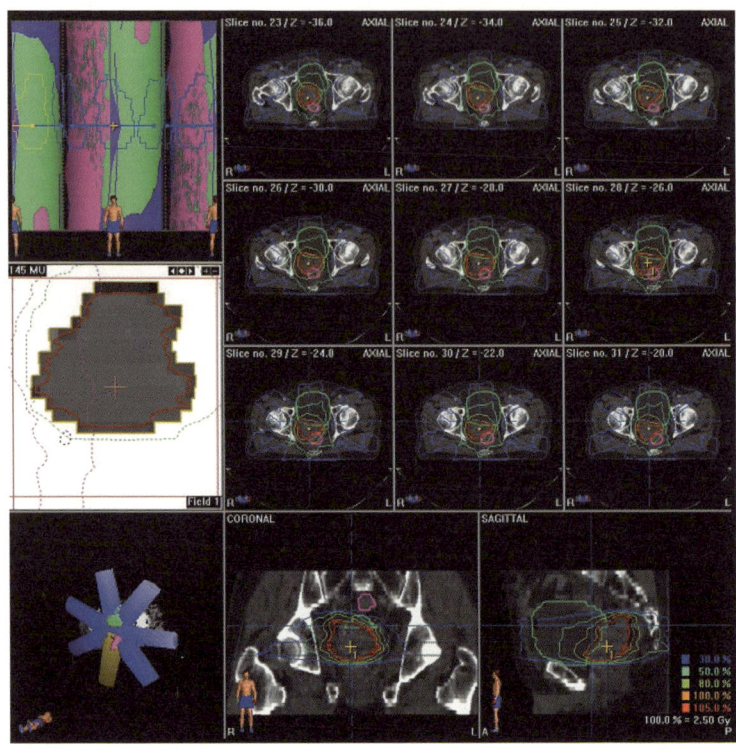

〈재발한 직장암에 대해 강도 변조(세기조절, intensity-modulated)기법을 이용한 고정밀 방사선치료(IMRT). 불규칙한 종양의 형태에 맞게 치료 선량을 컴퓨터를 이용해 3차원적으로 계획한 모습〉

국소 재발은 내시경으로 진단할 수 있는 문합부(수술 후 연결한 부위) 재발, 문합부 주위 재발, 골반강(骨盤腔) 내 재발, 그리고 비뇨기계나 생식기계 등을 직접 침범하는 재발의 형태로 나타나며, 원격전이는 간이나 폐, 골(뼈), 부신, 뇌 같은 곳에 흔히 발생합니다. 결장암은 간 전이와 복강 내 재발이 많고, 직장암은 국소 재발 및 폐 전이가 많이 일어납니다.

2009년 사전트(Sargent) 등의 보고에 따르면 대장암의 근치적 절제술 후 어느 시기에나 재발이 일어날 수 있으나 평균 재발 시기는 12~24개월 후로 재발의 약 70%가 수술 후 24개월 이내에 발생한다고 되어 있습니다. 또한 수술 후 3~5년에 재발의 90%가 발견되며, 5년 후부터는 재발 가능성이 둔화됩니다. 따라서 재발에 대비한 정기적인 추적조사가 필요합니다. 재발이 되더라도 재수술로 또다시 근치적 절제가 가능한 조기에 발견함으로써 생존율을 향상시키기 위해서입니다.

간 또는 폐에서 원격전이성 재발이 발견된 환자 중 일부는 전이된 암의 절제가 가능하고, 깨끗이 떼어내면 완치를 기대할 수 있습니다. 이때 수술 후 재발 확률을 낮추기 위해 항암화학요법을 다시 받기도 합니다

수술이 불가능할 정도로 진행된 상태에서 발견된 전이성 재발암은 생명 연장과 증상 완화를 위한 치료 즉 고식적 치료로 항암화학요법을 실시합니다. 국소성 재발의 경우에는 재발한 종양의 위치와 이전 치료 경력 등에 따라 수술 또는 방사선치료를 고려할 수 있습니다.

68. 혈액 전이와 림프절 전이는 어떻게 다른가요?

대장암의 전이는 혈관을 통한 전이, 림프절 전이, 복막 전이 등의 경로로 일어납니다. 그러나 암이 장벽을 뚫고 인접 장기까지 침범한 것은 전이라고 하지 않습니다.

혈관을 통한 전이는 암세포가 혈액의 흐름을 타고 몸에 퍼지는 것으로, 대장암의 경우에는 간과 폐로의 전이가 가장 흔합니다. 이 외에 뼈나 뇌 등으로도 전이될 수 있으나 흔하지는 않습니다. 림프절 전이는 암 부위에 있는 림프관을 따라 암세포가 림프절들로 전이되는 것을 말합니다. 이때 암세포로 인해 림프절의 크기가 커지는 수가 많습니다. 림프절이 1cm 이상으로 커지면 CT(전산화단층촬영) 등의 검사에서도 보일 수 있습니다. 암 수술 시에는 암 주변부에 있는 림프절을 광범위하게 절제하게 되지만, 암세포가 침범한 림프절이 많고 멀리 떨어진 림프절까지 침범한 경우에는 예후가 좋지 않습니다.

69. 간으로 전이된 암은 치료가 가능한가요?

대장의 혈액과 림프액이 모두 간으로 모이기 때문에 간은 대장암의 전이가 잘 생기는 장기입니다. 대장암이 간에 전이된 경우 병기를 4기, 즉 가장 진행된 상태로 분류합니다.

그러나 다른 4기 암들과 달리 대장암 4기의 일부에서는 대장암과 간의 전이 부위를 같이 절제해서 좋은 결과를 기대할 수 있습니다. 간 전이에 국한된 4기 진단을 받은 대장암 환자의 약 20%에서 진단 당시 수술을 고려해 볼 수 있으며 재발을 예측할 수 있는 여러 가지 종양 또는 임상적 요인들을 고려하여(림프절 양성 대장암, 재발까지의 기간, 종양 크기, 종양 개수, 혈청태아성 암항원수치, 간전이 외 전이 병소 등)

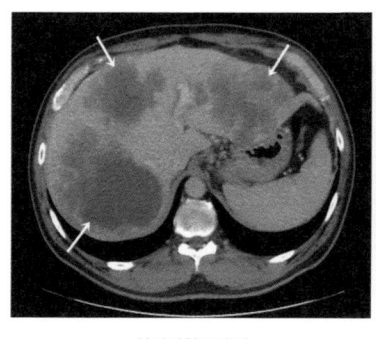 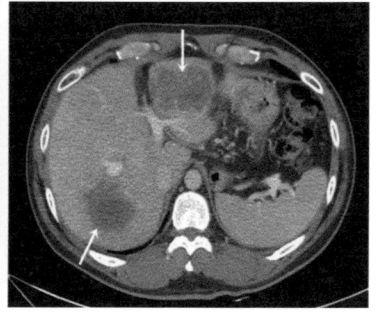

| 항암화학요법 전 | 항암화학요법 후 |

〈대장암의 간 전이 CT소견(화살표)〉

적절한 환자들을 선별하여 수술할 경우 생존율의 향상(5년 생존율 30~50%, 10년 생존율 15~20%)을 보였습니다. 또한 현재는 진단 당시 수술이 불가능한 간 전이를 동반한 4기 환자에서도 일부 환자의 경우 반응율이 높은 항암제에 노출시킴으로써 종양 감소를 통한 수술적 절제를 유도할 수 있으며(10~30%) 이러한 환자들에서도 장기 생존율의 향상을 보였습니다.

간 전이는 대장암 환자의 가장 큰 사망 원인 중 하나입니다. 재발한 대장암 말기에는 거의 모든 예에서 간 전이가 있으며 이런 경우, 원격 전이의 재발이 처음 시작되는 부위도 간입니다. 그렇지만 간으로 전이가 되었어도 수술 등으로 절제할 수 있다면 장기 생존을 기대할 수 있고, 당초에는 수술로 절제가 불가능하다 해도 항암화학요법으로 종양을 줄인 후에 절제하는 것이 가능하다면 역시 장기 생존이 가능합니다. 간 전이 부위의 절제가 불가능해서 항암화학요법만 시행하는 경우에는 대체로 5년 생존율이 매우 낮아집니다.

70. 고주파 열치료라는 게 간편하다던데요?

고주파로 열을 발생시켜 간에 전이된 암세포를 죽이는 것을 고주파 열치료라고 합니다. 초음파(때로는 CT)로 간 전이 부위를 확인하면서 전극이 부착된 바늘(약 2mm 굵기)을 피부를 통해 전이 부위에 꽂은 후 고주파를 발생시켜 병변와 그 주변의 온도를 섭씨 70~80도로 올림으로써 암세포를 태워 죽이는 방법입니다. 그러나 모든 간 전이 암에 적용할 수 있는 것은 아니고, 전이 암의 크기와 개수, 위치 등의 조건이 적합해야 시술이 가능하고 치료 효과를 기대할 수 있습니다. 시술은 수술 중에 같이 하기도 하고 별개의 단독요법으로 시행하기도 합니다. 단독요법일 때는 국소 마취를 하며, 걸리는 시간은 전이된 암의 크기와 개수 등에 따라 다르나 대체로 1시간 내외입니다. 시술 후 별 문제가 없으면 24~48시간이면 퇴원이 가능하다는 장점이 있는 반면, 고주파 열치료 부위의 미세 잔류 암세포에 의한 재발이 드물지 않고, 수술보다 비용 부담이 크다는 단점이 있습니다.

대장암 간 전이 치료를 위한 간절제술과 고주파 열치료의 효과 비교는 아직 근거가 부족하지만 여러 연구들을 종합해 보았을 때, 간절제술이 표준 치료법이지만 심각한 동반질환이 있거나 전이 병변의 위치, 또는 남게 될 간 볼륨 문제 등으로 수술이 불가능한 일부 환자들에게 선택적으로 시행해 볼 수 있는 치료법이라고 하겠습니다.

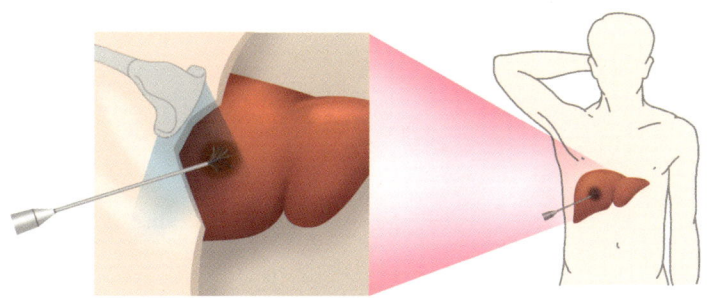

〈간 병변에 대한 초음파 유도하 고주파 열치료〉

71. 폐로 전이된 것은 어찌합니까?

폐로 전이가 되었어도 폐 이외의 다른 곳에는 퍼지지 않았고 폐의 병변 수가 많지 않아 완전 절제가 가능하다고 판단될 경우엔 수술을 고려할 수 있고, 완치 가능성도 있습니다. 또한, 다른 장기까지 재발이 되었어도 그 장기의 근치적 절제가 가능하다면 예후는 폐 전이만 있는 경우와 비슷합니다. 즉, 다른 장기의 재발이 동반된 폐 전이도 조건만 맞으면 절제가 가능합니다.

수술이 불가능한 경우에는 생명을 연장하고 삶의 질을 향상시키기 위해 적극적으로 항암치료를 받을 것을 권합니다. 체력적으로 항암치료의 부작용을 감내하기 어려워 증상 조절만 하면서 지내고자 하는 환자는 가족 및 담당 의사와 충분히 상의한 뒤 최종 결정을 내려야 합니다.

72. 복막으로 전이되면 치료가 어렵다면서요?

대장암은 혈관이나 림프관을 통해 원격전이가 되기도 하지만, 암이 장벽(腸壁)을 뚫었을 경우 암세포가 대장의 바깥쪽 복강 내로 씨 뿌려지듯이 퍼져서(복막 파종) 주위로 침윤해 들어가기도 합니다. 이를 복막 전이라 합니다. 이와 같이 복강 내로 암세포가 퍼지면 복통·장폐색·복수 등의 증상이 유발되며, 수술적 치료로 완치를 기대하기가 어려운 경우가 많지만 다른 원격전이처럼 항암화학요법으로 생명을 연장하고 삶의 질을 향상시킬 수 있습니다. 장폐색이 심한 경우에는 장 내용물의 소통을 위해 장 일부를 절제하거나 수술로 장루(腸瘻, 소장이나 대장의 일부를 복부 밖으로 꺼내어 변이 배출될 수 있도록 한 것)를 만들어주기도 합니다.

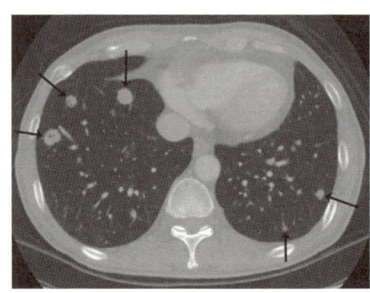 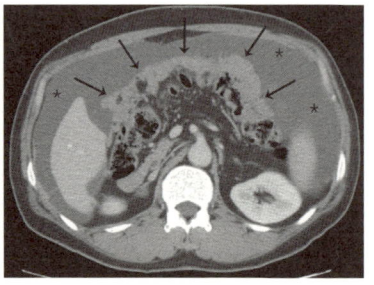

〈폐 전이 CT소견(화살표)〉　〈복막 전이 CT소견(화살표)과 동반된 복수(별)〉

73. 척추 뼈로 전이된 경우에는요?

척추는 인체를 지탱하며 체중을 지표로 전달하는 중심축 역할을 합니다. 아울러 척수(脊髓)라는 매우 중요한 신경구조물을 내부에 감싸고 있기 때문에 척추 뼈가 손상되면 거동이 불편해짐은 물론 통증과 신체 마비 증상이 나타날 수 있습니다.

따라서 암이 척추 뼈로 전이되었을 때에는 증상의 유무와 상관없이 방사선치료를 권합니다. 그러면 전이 병변의 진행으로 인해 압박 골절이 발생하는 것을 방지하고 신경마비 증상을 예방하거나 지연시킬 수 있습니다. 가능할 경우엔 수술을 함께 시행하기도 합니다. 국소 치료가 끝나면 전신적인 치료 효과를 위해 항암화학요법을 실시합니다.

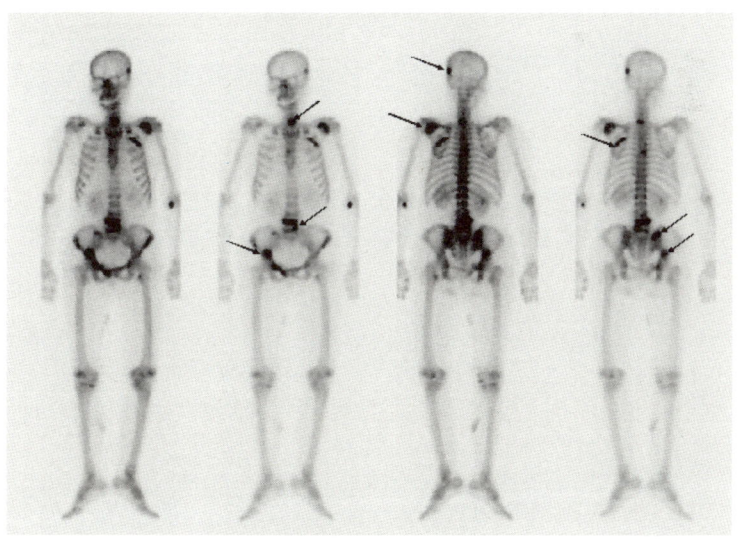

〈대장암의 뼈 전이 골주사 사진 소견〉

대장의 혈액과 림프액이 모두 간으로 모이기 때문에 간은 대장암의 전이가 잘 생기는 장기다. 대장암이 간에 전이된 경우 병기를 4기, 즉 가장 진행된 상태로 분류한다. 그러나 다른 4기 암들과 달리 대장암 4기의 일부에서는 대장암과 간의 전이 부위를 같이 절제해서 좋은 결과를 기대할 수 있다. 간 전이에 국한된 4기 진단을 받은 대장암 환자의 약 20%에서 진단 당시 수술을 고려해 볼 수 있으며 재발을 예측할 수 있는 여러 가지 종양 또는 임상적 요인들을 고려하여 적절한 환자들을 선별하여 수술할 경우 생존율의 향상을 보였다. 또한 현재는 진단 당시 수술이 불가능한 간 전이를 동반한 4기 환자에서도 일부 환자의 경우 반응율이 높은 항암제에 노출시킴으로써 종양 감소를 통한 수술적 절제를 유도할 수 있으며 이러한 환자들에서도 장기 생존율의 향상을 보였다.

통증 조절

74. 통증은 왜 생기나요?

암 환자들이 갖는 통증의 원인은 다양합니다. 가장 일반적인 원인은 암 자체에 의한 것(65%)으로, 암이 뼈나 신경계를 침윤하거나 기타 장기를 눌렀을 때 발생합니다.

두 번째는 암 치료와 관련된 통증(25%)으로 수술이나 방사선치료, 또는 항암화학요법과 관련된 통증입니다. 몇몇의 항암제는 말초신경을 손상시켜 신경병증성 통증을 일으킬 수 있으며, 방사선치료도 피부 자극을 일으켜 통증을 유발할 수 있습니다.

세 번째로 암 환자의 통증은 때때로 암이나 암 치료와 관계없이 발생(10%)할 수 있습니다. 예를 들면 누구에게나 발생할 수 있는 두통이나 근육통, 그 밖의 다른 부위의 통증 등이 이에 해당합니다.

통증은 암 환자들이 겪는 가장 흔하면서도 고통스러운 증상 중

하나입니다. 초기 암 환자나 혹은 항암치료를 받고 있는 암 환자의 약 30~50%가, 진행성 암 환자의 약 60~70%가, 말기암 환자의 약 80~90%가 심한 통증으로 고통을 받고 있습니다.

안타까운 것은 암 환자의 70~90%가 통증 관리 원칙에 따라 관리를 받으면 통증을 완화시킬 수 있음에도 불구하고, 이 중 60~70%의 암 환자가 적절한 통증 관리를 받지 못하고 있다는 점입니다. 이러한 통증은 일상생활을 방해할 뿐만 아니라 암 환자와 그 가족의 삶의 질을 크게 손상시키고 있습니다.

암으로 인한 통증은 대부분 먹는 약으로 충분히 조절될 수 있습니다. 마약성 진통제를 사용하더라도 암의 치료에는 전혀 나쁜 영향을 주지 않으며, 중독이 거의 일어나지 않고, 부작용도 대부분 문제가 되지 않으므로 마약성 진통제를 꺼리며 통증을 참을 필요는 없습니다.

75. 진통제에는 어떤 종류들이 있나요?

통증을 조절하는 약제는 크게 마약성 진통제와 비마약성 진통제로 나뉩니다.

비마약성 진통제는 크게 아세트아미노펜(acetaminophen, 타이레놀)과 비스테로이드성 소염진통제(NSAIDs: Nonsteroidal Anti-inflammatory Drugs)로 나뉩니다. 비마약성 진통제는 신체적·정신적 의존성 및 내성이 없고, 해열 작용을 한다는 특징이 있습니다.

또한 약물의 용량을 증가시켜도 일정 용량 이상에서는 진통 작용이 더 상승하지 않고 부작용만 증가하는 천정 효과(ceiling effect)를 가지고 있습니다.

비마약성 진통제는 많은 종류가 있지만 진통 억제 효과에는 큰 차이가 없으므로, 환자의 상태와 부작용을 고려하여 문제가 될 만한 부작용이 적은 약제를 선택하는 것이 중요합니다.

비마약성 진통제를 사용함에 있어서, 우선 이전에 사용하였던 비마약성 진통제 중 효과적이면서 부작용이 없었던 것이 있는지를 확인해 보는 것이 좋습니다. 그리고 천장 효과가 있으므로 최대 투여량으로도 통증이 조절되지 않는 경우에는 WHO 3단계 진통제 사다리의 다음 단계로 넘어가야 합니다.

마약성 진통제는 약한 마약성 진통제와 강한 마약성 진통제가 있습니다. 우리나라에서 암성 통증에 흔하게 사용되는 약한 마약성 진통제에는 코데인(codeine), 트라마돌(tramadol) 등이 있고 강한 마약성 진통제에는 모르핀(morphine), 펜타닐(fentanyl), 옥시코돈(oxycodone), 하이드로몰폰(hydromorphone) 등이 있습니다.

마약성 진통제를 장기간 사용하게 되면 내성(tolerance)과 신체적 의존성(physical dependence)이 올 수 있습니다. 그러나 내성이나 신체적 의존성을 마약 중독(addiction)과 혼돈해서는 안 되며, 통증이 있는 환자에서 마약 중독은 아주 드문 일입니다. 또한 마약성 진통제는 천정 효과가 없기 때문에 통증 조절을 위해서 용량의 제한 없이 증량할 수 있으며, 이 경우 용량의 증량이 마약 중독을 의미하지는 않습니다.

76. 마약성 진통제를 쓸 때 주의할 점은 뭔가요?

시간에 맞추어 약을 규칙적으로 복용하는 것이 가장 중요합니다. 각각의 마약성 진통제는 서방형 제제(지속형 제제라고도 합니다)와 속효성 제제가 있습니다. 서방형 제제는 시간에 맞추어 약을 규칙적으로 복용해야 하는 약제로서 24시간 내내 일정하게 혈액 중의 진통제 농도를 유지시켜 주는 역할을 합니다. 속효성 제제는 약이 흡수되어 효과가 나타나기까지의 시간이 빠르나 약효 지속시간은 짧은 약제입니다. 서방형 진통제를 규칙적으로 복용하는 사이에 갑자기 통증이 생기거나 통증이 심해지면 참지 마시고 미리 처방 받은 속효성 진통제를 의사의 지시에 따라 복용하십시오. 이를 위해 자신의 진통제의 종류를 알고 있어야 합니다.

통증이 없더라도 약을 중단할 때는 반드시 의료진과 상의해야 합니다. 또한 다른 사람의 진통제는 자신에게 맞지 않으므로 절대 사용하지 마십시오.

비마약성 진통제	마약성 진통제	
	약한 마약성 진통제	강한 마약성 진통제
비스테로이드성 소염진통제 타이레놀	코데인, 트라마돌 하이드로코돈	모르핀, 옥시코돈 펜타닐, 하이드로몰폰

〈진통제의 종류〉

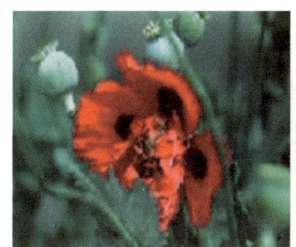 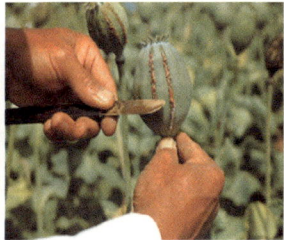 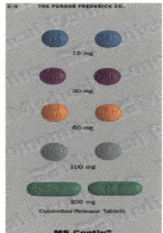

〈모르핀의 원료인 양귀비와 모르핀 정제〉

77. 통증 조절을 위한 보조요법에 대해 알고 싶습니다.

진통제를 측면에서 지원한다고 할 수 있을 보조요법으로는 심호흡과 이완요법(relaxation therapy), 냉찜질, 온찜질, 마사지가 있습니다. 휴식도 통증 완화에 도움이 될 수 있습니다. 음악을 듣거나 텔레비전을 보거나 산책을 하거나 친구 또는 가족과 즐거운 시간을 가져보십시오. 이러한 방법들은 의사의 지시에 따른 약물 처방과 함께 스스로 혹은 가족의 도움을 받아 시행할 수 있습니다.

보조요법은 진통제의 효과를 높이고 다른 불편한 증상들을 완화시키지만 약을 대신할 수는 없습니다.

78. 조절되지 않는 통증에 대처할 다른 수단은 없습니까?

부작용으로 인해 진통제 용량을 더 이상 늘릴 수 없거나 약을 투여해도 통증이 조절되지 않는 환자에게는 상황에 따라 약물치료 이

외의 방법을 사용하게 됩니다.

　주요한 방법으로는 신경파괴술(신경차단술), 척수강 내 약물주입법, 환자 자가진통법, 신경외과적 수술 등이 있습니다. 신경파괴술은 통증을 전달하는 신경 경로에 약물 등을 주사해 신경의 기능을 차단함으로써 통증을 감소시키는 방법입니다. 신경을 파괴하는 것인 만큼 해당 신경의 기능이 없어져도 해보다 득이 많다고 판단하는 경우에만 합니다. 대표적인 예가 교감신경 차단술입니다. 교감신경은 소위 자율신경으로, 감각신경이나 운동신경과 달라서 우리가 그 작용을 느낄 수 없습니다. 그러나 복부 내부의 장기에서 일어나는 암성 통증은 교감신경을 통해 뇌에 전달됩니다.

　이런 경우 통증을 줄일 목적으로 차단술을 쓸 수 있습니다. 그 밖에 항암치료나 방사선치료로 종양 크기를 감소시킴으로써 통증을 줄일 수 있습니다. 특히 뼈 전이나 척추 전이에 의한 통증 조절을 위해 방사선치료를 이용하는 경우가 많습니다.

79. 진통제에 중독되면 어쩌지요?

　암 환자의 통증 조절을 위해 사용하는 약은 마약성 진통제라 해도 중독되는 경우가 거의 없습니다. 마약성 진통제를 장기간 사용하면 내성과 신체적 의존성이 올 수 있습니다. 그러나 내성이나 신체적 의존성은 마약중독과 다르며 우리 몸의 정상적인 반응입니다.

　내성은 약을 장기간 사용할 때 점점 필요량이 늘어나는 것을 말하는데, 내성이 나타날 경우 진통제의 용량을 늘리면 됩니다. 신체적 의존성은 약을 갑자기 끊었을 때, 약물에 적응해 있던 몸이 나타내는 정상적인 반응으로 마치 담배를 끊었을 때의 금단증상과 비슷합니다. 약을 서서히 감량하여 해결할 수 있습니다.

반면 중독은 본래 목적인 진통과 관계없이 다른 목적으로 약을 사용하고, 필요량 이상으로 과다하게 끊임없이 약에 탐닉하는 경우입니다. 통증 때문에 마약성 진통제를 쓰는 환자가 실제로 마약중독이 되는 경우는 극히 드뭅니다.

또한 마약성 진통제는 천장효과가 없기 때문에 통증 조절을 위해 제한 없이 증량할 수 있는데 양을 늘린다고 해서 중독이 되는 것은 아닙니다. 통증이 조절될 때의 용량이 그 환자의 적정 용량이며, 그 양은 환자마다 다릅니다. 따라서 약을 많이 먹는 것과 중독은 전혀 다릅니다.

암 환자의 경우 중독을 염려할 필요는 없으므로 의사의 지시에 맞춰 진통제를 규칙적으로 투여해야 통증이 효과적으로 조절된다는 점을 명심하십시오. 그리고 의사가 진통제의 용량을 늘릴 때는 내성이 생겨서라기보다는 암에 의한 통증이 악화되어서인 경우가 대부분입니다.

80. 통증을 조절하는 약물은 진통제뿐인가요?

통증의 원인에 따라 진통제 이외의 약물을 투여함으로써 통증을 조절하기도 합니다. 항우울제나 항경련제가 대표적인데 예를 들면 신경장애에 의한 통증에는 항우울제를 투여하는데, 저리거나 화끈거리는 통증에 효과적입니다. 아미트립틸린(amitriptyline) 같은 약이 많이 사용되며, 의사의 처방이 있어야 투약이 가능합니다. 항우울제를 처방한다고 해서 우울증에 걸렸다거나 정신과적 문제가 있다는 뜻은 아니므로 걱정할 필요 없습니다. 이 약을 복용하면 숙면을 취할 수 있지만 입 마름, 졸음, 변비를 유발하기도 하며, 갑자기 일어섰을 때 현기증(어지럼증)이 올 수도 있습니다.

신경 손상으로 인한 통증에는 항경련제를 투여합니다. 발작적으로 나타나는 통증, 칼로 베는 듯한 느낌의 통증에 효과적입니다. 가바펜틴(gabapentin), 프레가발린(pregabalin) 등이 많이 쓰이며, 역시 의사의 처방이 필요합니다. 부작용으로 간 손상, 백혈구와 적혈구 감소증이 올 수 있으므로 규칙적으로 혈액검사를 해서 상태를 파악해야 합니다. 가바펜틴은 초기에 어지럽거나 졸리는 증상이 있을 수 있습니다.

스테로이드(steroid) 제제들은 부종에 의한 통증, 척수신경 압박과 뇌종양에 의한 통증, 면역 반응에 의한 통증, 뼈의 통증 등에 효과가 있습니다. 의사의 처방 아래 프레드니솔론(prednisolone), 덱사메타손(dexamethasone) 등이 많이 쓰입니다. 부작용으로 전신 부종, 출혈, 위장장애 등이 나타날 수 있습니다.

81. 진통제의 부작용과 대처 요령을 요약해 주세요.

진통제의 부작용으로 변비, 구역질, 구토, 졸림, 호흡수가 느려지는 일 등이 생길 수 있습니다. 이러한 부작용을 예방하기 위한 방법들은 아래와 같습니다.

―변비: 모르핀이 장관의 연동 운동을 억제하고 항문 괄약근의 긴장을 증가시켜 변비를 초래합니다. 마약성 진통제를 복용하는 경우에는 예방적으로 완하제를 사용하며, 물이나 주스, 채소, 과일 등을 충분히 섭취하는 것도 변비 예방에 도움이 됩니다.

―구역/구토(nausea/vomiting): 구역이나 구토 증상은 모르핀 투여 시작 초기 또는 증량 시에 나타날 수 있습니다. 내성이 생기기 쉽고, 통상적으로 1~2주 정도 지나면 없어질 수 있습니다. 구역이나 구토 증상이 있을 경우 의사나 간호사에게 이야기하도록 하며, 증상이 심한 경우는 약제를 바꾸거나 항구토제를 사용합니다.

―진정/졸림(sedation/somnolence): 치료 시작 초기나 증량 시에 나타납니다. 이러한 증상이 오래 지속되지는 않지만 증상이 심한 경우에는 진통제를 바꾸거나 졸음을 줄이는 약을 처방 받을 수 있습니다.

―호흡 억제(호흡이 느려짐): 호흡이 느려지는 증상은 약의 용량을 증가시킬 때 아주 드물게 나타날 수 있는 증상으로, 호흡수가 1분에 10회 이하인 경우에는 약의 복용을 중단하고 의료진에게 알려야

합니다. 통증 자체가 호흡 억제를 길항하고 있기 때문에 통증이 있을 경우에는 호흡 억제가 오는 경우가 드뭅니다. 그러므로 통증이 소실되면서 호흡 억제가 오면 부작용의 발생을 의심할 수 있습니다.

―기타 부작용: 모르핀을 경막외 투여할 때 전립선 비대증이 있는 경우에는 배뇨 장애가 나타날 수 있습니다. 이런 경우에는 다른 마약성 진통제로 바꾸도록 합니다. 그 외 어지럼증, 피부 발적 등이 드물게 나타날 수 있으나 대체로 심각하지는 않으며, 이러한 증상이 며칠 동안 지속되면 의료진에게 이야기하여 약물로 증상을 조절할 필요가 있습니다.

82. 척수진통법은 어떤 방법인가요?

경막외강(척수를 둘러싸고 있는 얇은 막을 경막이라고 하는데 이 경막 바깥쪽에 있는 공간)이나 지주막하강(뇌 및 척수와 지주막 사이에 뇌척수액이 흐르는 공간)으로 약물을 투여하는 방법을 척수진통법이라고 하며 머리를 제외한 척추의 어떤 분절의 통증에도 적용됩니다. 가느다란 관을 삽입하고 그것을 통해 진통제를 직접 중추신경에 주사합니다.

위나 장, 간을 거치지 않고 약물이 직접 중추신경에 도달하므로 효과가 크고 부작용을 줄일 수 있습니다. 다른 통증 조절 방법으로 효과가 불충분하고, 통증이 심한 환자에게 사용할 수 있습니다.

장루 관리

83. 수술하면서 장루를 만든다던데 무슨 말입니까?

　장루는 외과 수술 시, 소장이나 대장의 일부를 복벽 밖으로 빼내어 만든 장 출구로 변을 내보내기 위한 우회로입니다. 장루는 붉은 색으로 입안 색깔과 유사하며 신경이 없어서 만져도 아프지 않고, 자극을 주면 약간의 피가 나올 수도 있으나 꼭 누르면 곧 멈춥니다. 장루의 크기와 모양은 장루 위치에 따라 조금씩 다르나, 수술 후 차차 작아지기 시작하여 5~6주 후에는 거의 일정한 모양과 크기를 갖게 됩니다. 장루는 항문 근육과 같은 조절 능력이 없어 배변을 스스로 조절할 수 없으므로 그에 따른 관리가 필요합니다.

84. 어떤 경우에 장루를 내나요?

대장암의 수술적 치료 상황에 따라 조성하며, 일시적인 장루와 영구적인 장루로 나뉩니다.

1) 일시적 장루: 항문과 가까운 곳에 있는 직장암을 수술로 절제할 때 일시적인 장루를 만들 수 있습니다. 이는 장의 문합 부위가 회복될 동안 결장과 직장의 일부가 쉬도록 하기 위한 조치입니다. 그러므로 일시적 장루는 일정 기간이 지나 문합 부위가 회복되면 복원하게 됩니다. 또한 대장암의 병변이 심해서 장폐색이 생겼을 때 응급으로 대변을 배출시키기 위해서도 일시적인 장루를 만듭니다.

2) 영구 장루: 항문과 매우 가까운 직장암의 절제 수술에서, 대장과 이어주기에 충분한 정상 상태의 직장이 항문 근처에 남아 있지 않을 때 권장되는 방법입니다. 이 경우 일반인과 같이 하루에 1~2회 변이 배출되므로 장루 관리가 수월합니다. 또한, 대장암이 많이 진행되어 장폐색이 발생할 때에도 영구 장루를 만듭니다.

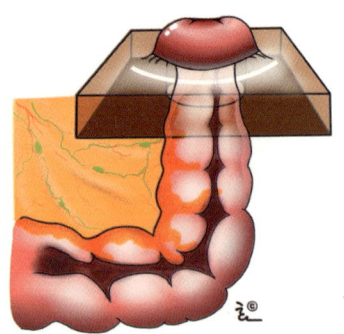

〈피부와 장루가 연결된 모습〉

85. 그러면 장루에도 여러 종류가 있는 건가요?

그렇습니다. 세 가지가 있습니다.

1) 회장루(回腸瘻): 복부의 오른쪽 또는 왼쪽 아래에 위치하며 소장의 끝부분인 회장으로 만든 장루입니다. 하루에 500~1,000cc 정도의 묽은 변이 배출됩니다. 이 변은 묽은 데다가 다량의 소화효소가 함유돼 있어서 장루 주변 피부에 지속적으로 닿게 되면 피부 손상을 일으킵니다.

2) 하행결장루(下行結腸瘻) 혹은 에스결장루: 복부의 왼쪽 아래에 위치하며 하행결장이나 에스결장으로 만든 장루입니다. 대장의 대부분이 제 기능을 하므로 변은 평상시와 같은 상태로 배출됩니다. 환자의 선호에 따라 담당 의사의 허락 후 장세척의 방법으로 배변 관리가 가능한 장루입니다.

3) 횡행결장루(橫行結腸瘻): 복부의 위 중앙에 위치하며 횡행결장을

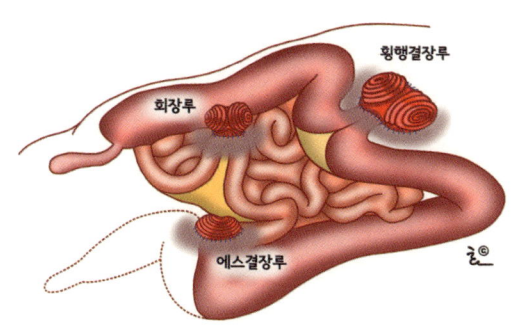

〈장루의 종류에 따른 위치〉

이용해 장을 들어 올려 만든 장루입니다. 변은 죽과 비슷한 형태로 약간 되직하게 나옵니다.

86. 장루 관리에 필요한 물품이 많겠군요.

그렇습니다. 필요한 물품과 교환 요령은 다음과 같습니다.
1) 필수 물품: 장루판, 장루 주머니, 곡가위, 모양자, 물티슈
2) 보조 물품: 피부보호 필름, 피부보호 연고(틈막음 연고), 피부보호 파우더, 리무버(피부 잔여물 제거제)
3) 교환: 장루 부착물은 배설물이 새면 즉시 교환해야 합니다.
회장루는 4~5일에 한 번씩, 결장루는 5~7일에 한 번씩 판을 교환하는 게 좋습니다. 장루의 활동이 적은 식사 전에 교환하십시오.

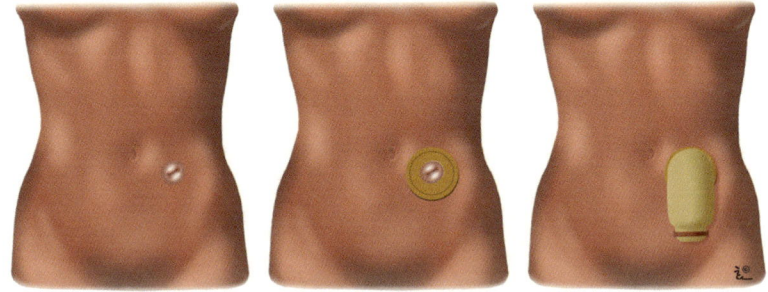

〈에스결장루에 장루판과 주머니를 연결한 모습〉

87. 냄새는 어떻게 합니까?

　냄새는 장루 환자들의 공통적인 문제입니다. 장루 주머니는 기본적으로 냄새 방지 기능이 있으며 주머니에 차 있는 배설물을 비울 때 주머니 끝단에 대변이 묻지 않도록 잘 관리하고 냄새를 유발하는 음식을 피하거나 시판되는 냄새 제거제를 하면 도움이 될 수 있습니다. 냄새를 줄이는 방법으로 소화 후 냄새가 많이 나는 음식을 피하기도 하고(달걀, 콩류, 양배추 등), 의사의 처방에 따라 냄새를 분해하는 약을 복용하기도 합니다.

88. 장루 주위 피부의 관리도 중요하겠지요?

　대변이 되게 나오면 피부에 별로 문제가 되지 않으나, 회장루나 횡행결장루와 같이 대변이 묽게 배설될 경우에는 피부 자극이 많습니다. 피부 손상이 있을 경우에는 장루 주위 피부를 깨끗하게 닦고 장루용 파우더를 뿌린 후 여분의 분말은 털어내고 피부 보호용 필름을 바르거나 뿌리고 장루판을 부착합니다. 알코올이 포함되지 않은 피부 보호 연고를 사용하면 따가움을 예방할 수 있습니다.
　―소화 효소에 의한 손상: 주로 회장루에서 소화 효소를 포함한 배설물이 피부에 노출되어 생기며 피부가 벗겨지고 진물이 나옵니다. 장루판을 장루에 맞게 자르고 피부보호 파우더를 뿌린 후 피부 보호 필름으로 코팅하고, 배설물이 새지 않도록 틈막음 연고로 잘

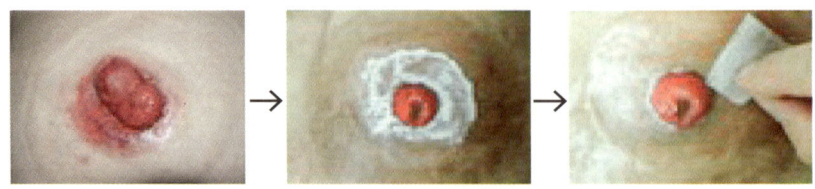

〈장루용 파우더와 무알콜성 필름으로 장루 주위 피부 관리〉

메꾸어주어야 합니다.

—알레르기에 의한 손상: 장루판, 피부보호 필름 또는 피부청결제를 사용하는 경우 제품에 대한 과민 반응으로 제품이 닿았던 부위의 홍반이나 가려움이 특징입니다. 알레르기를 일으키는 원인 제품이 무엇인지 파악하여 그 제품의 사용을 피하도록 해야 합니다.

89. 음식 섭취에서 유의할 점은요?

회장루

회장루는 소장의 말단부인 회장을 이용하여 만든 장루입니다. 결장에서 수분 및 전해질 흡수가 잘 이루어지지 않으므로 변이 묽은 형태로 배출되며 전해질 및 수분의 소실 가능성이 높습니다. 수분과 충분한 영양소 섭취를 위해 음식은 충분히 잘 씹고, 천천히 먹도록 합니다. 1일 8~10잔의 충분한 수분 섭취와 함께 적절한 염분 섭취량을 유지하도록 합니다. 소화 흡수를 돕기 위해 소량씩 자주 식사하도록 하며, 어떤 음식이든 입에서 충분히 씹어 섭취한다면 특별히 제한할 음식은 없습니다. 새로운 음식을 시도할 때는 한 번에 한 가지씩 새로운 식품을 섭취하도록 하고, 경험적으로 설사를 유발했던 음식은 피하되 수술 초기 설사를 유발했던 음식도 나중에는 설사를 유발하지 않을 수 있으므로 다시 시도해 보도록 합니다. 결장루에 비해 장루의 구경이 좁아 막힘의 위험성이 높은 섬유소가 많거나 장폐색 유발 식품(팝콘, 옥수수, 파인애플, 샐러리, 견과류 같은 섬유질을 많이 함유하고 있는 음식)은 주의하도록 합니다.

만약 드시게 된다면 많이 씹어서 드시고 충분한 수분 섭취를 해야 합니다.

결장루

대장을 이용해 형성된 장루를 결장루라고 하며, 남아 있는 장 길이와 위치에 따라 음식물의 흡수 정도가 달라지기 때문에 장루가 형성된 결장 부위에 따라 영양 관리에 차이가 있습니다. 만약, 상행결장의 앞부분에서 형성되었다면 회장루와 비슷한 영양 관리가 필요합니다. 그러나 하행결장루나 에스결장루는 단단하지 않으나 모양을 거의 갖춘 변이 형성되므로, 규칙적인 배변 습관 형성에 도움이 되도록 섬유소가 많은 식품과 함께 적절한 수분 섭취가 필요합니다. 결장루는 회장루에 비해 장루의 구경이 크므로, 막히는 위험이 적어서 식사에서 섬유소를 제한할 필요는 없습니다. 다만 일부 환자는 가스가 차는 것과 변의 불쾌한 냄새 때문에 불편감을 호소하는데 이런 경우 가스 발생이나 묽은 변을 일으키는 식품은 피하는 것이 도움이 될 수 있습니다.

90. 일상생활과 관련해 또 알아둘 점은 없나요?

—항문 주위의 불편감: 일시적인 회장루의 경우 수술 직후 항문 주위의 불편감이 있을 수 있습니다. 이는 좌욕을 실시함으로써 상처 치유 촉진과 함께 불편감을 줄일 수 있습니다. 수술 후에도 항문으로 변이 마려운 느낌이 생길 수 있으며, 이런 느낌은 환자에 따라 오랫동안 나타나기도 합니다. 항문을 폐쇄한 수술을 받은 경우 항문 주위의 단단함이 수년간 있을 수 있는데 이런 경우 스폰지로 만든 방석을 이용하거나 장시간 앉은 자세를 피하는 게 도움이 되고 이 문제는 시간이 지나면서 해결되는 경우가 대부분입니다.

—샤워, 목욕: 수술 전과 같이 목욕을 할 수 있으며 장루판을 떼고 목욕을 하는 경우에 물이나 비누가 장루에 해롭지 않고 장루 속으로 물이 들어가는 일은 없으므로 안심하셔도 됩니다. 최근에 나오는 장루 물품은 물에 젖어도 잘 떨어지지 않으며 빨리 건조되는 장점을 가지고 있습니다. 그렇기 때문에 목욕이나 수상 스포츠와 같은 것을 적극적으로 즐겨도 무방합니다.

—여가활동: 장루 때문에 제한을 받는 일은 매우 적으나 복압을 상승시키는 일은 피해야 합니다. 여행 시에는 여분의 부착물을 준비하고 물이 바뀌어 설사의 위험이 있으므로 익숙한 물을 미리 준비하거나 시판되는 생수를 마시도록 합니다. 운동의 경우 몸싸움이 심하여 장루에 상처를 주는 경우를 제외하고는 수술 전에 즐겼던 운동을 거의 다 할 수 있으나 무거운 운동기구를 들어올리는 것과 하

복부에 무리하게 힘을 가하는 운동은 피하는 게 좋습니다.

—직업: 기력이 회복되는 대로 큰 어려움이 없이 종전의 직장으로 돌아갈 수 있습니다. 다만 무거운 것을 들어올리는 일이나 장시간 앉아 있는 자세는 피하는 것이 좋습니다.

—의복: 장루가 있다고 입는 옷에 특별히 신경 쓸 필요는 없습니다. 다만, 장루 부위를 직접 압박하는 벨트 등은 피하는 것이 좋습니다.

91. 장루 환자도 성생활과 임신을 할 수 있습니까?

대부분의 장루 환자는 정상적인 성생활을 할 수 있습니다. 성기능은 연령, 신체 상태, 수술, 항암치료나 방사선치료에 따라 개인차가 있습니다. 파트너와 함께 서로 이해하고 부드러운 분위기를 조성하고 체위 변경과 작은 주머니나 스토마 캡 또는 주머니 커버 등의 보조기구를 사용하는 것도 도움이 될 수 있습니다. 부부생활로 인하여 장루나 신체에 문제가 되는 일은 없습니다. 임신 역시 가능합니다. 전문적인 도움이 필요한 경우에는 비뇨기과나 부인과 의사와 상의하고 도움을 받으십시오.

92. 병원에 가야 할 상황은 어떤 것들인가요?

다음과 같은 경우에는 병원을 찾으십시오.

―2~3시간 이상 지속되는 복통이 있을 때

―장루에서 과다한 출혈이 있을 때(가벼운 출혈은 있을 수 있으므로 거즈나 휴지로 살짝 압박을 가하거나 피부 보호 파우더를 뿌립니다)

―심한 피부 자극, 가려움 혹은 심한 궤양이 있을 때

―장루의 비정상적인 모양과 크기 변화, 색깔 변화가 있을 때

―5~6시간 이상 지속되는 심한 액체 배설물이 있을 때

―장루판이 1~2일에 한 번씩 떨어지거나 대변 누출이 자주 있을 때

대장암 치료 후 일상 관리

93. 대장암 치료 후 체중이 늘고 있습니다. 영양 관리를 잘못 하는 걸까요?

대장암 치료 후 체중이 증가하는 분이 많습니다. 암 치료 중에는 충분한 영양 섭취를 권하지만, 수술이나 항암화학요법이 끝난 후 1년쯤 지나면 영양 섭취 못지않게 체중 관리가 중요해집니다. 체중 증가는 대장암의 재발과 그로 인한 사망의 위험도를 높인다고 연구에서 보고되었습니다. 대장암 치료 후 체중 관리의 목표는 감량이 아니고 치료 전 체중과 비슷하게 유지하는 것입니다.

과도한 칼로리의 섭취를 삼가고, 규칙적 운동과 활발한 신체활동을 하도록 노력하십시오. 붉은 색을 띤 육류(소고기·돼지고기)와 가공육류(햄·소시지 등), 동물성 지방의 섭취와 음주가 대장암 재발 위험도를 높인다고 알려져 있으므로 과도하게 섭취하지 않도록 주의하고 금주하도록 합니다. 신선한 채소와 과일을 먹어 식이섬유의 섭취를 늘리고, 유제품 등으로 칼슘 섭취를 높이는 것이 암 재발을 막는 데 도움이 됩니다.

94. 암 치료 후 병원에서 추적검사를 받고 있는데 건강보험공단에서 실시하는 검진도 받는 게 좋을는지요?

암 치료 환자가 정기적으로 추적검사를 받는 것은 지극히 당연한 일입니다. 하지만 추적검사에서는 암의 재발이나 전이 가능성이 있는 곳 이외의 부위에 대해서는 충분한 관심을 기울이지 못하는 경우가 있습니다.

그런데 대장암을 앓은 사람은 그렇지 않은 사람에 비해 대장 외의 부위에 다른 암이 발생할 확률도 높습니다. 이럴 때 대장암을 원발암(原發癌)이라 하고, 다른 부위에 새로 생기는 암은 이차암이라고 부릅니다. 대장암을 치료한 분들은 이차암으로 위암, 전립선암, 유방암, 자궁내막암이 발생할 확률이 일반인의 1.5배 이상입니다.

따라서 대장암을 치료하신 분들은 국민건강보험공단의 검진을 꼭 받고, 발생 위험도가 높아지는 이차암에 대한 검진도 상담해 받는 것이 좋습니다.

좀 더 구체적으로는 만 40세 이상인 분들은 국민건강보험공단에서 실시하는 위암, 유방암, 자궁경부암 검진을 2년에 한 번씩 받으십시오. 그리고 남성은 전립선 진찰과 함께 혈액검사를 통한 전립선

특이항원(PSA) 검사를 2년에 한 번씩 받고, 여성도 부인과에서 정기 진찰을 받을 것을 권합니다.

95. 암 치료 후에 혈압과 혈당이 높아졌습니다. 약을 먹어야 할까요?

누구나 나이가 들면 여러 가지 성인병이 생겨서 건강이 위협 받을 수 있습니다. 대장암이 잘 치료되었더라도 고혈압과 당뇨, 고지혈증 같은 성인병을 잘 다스리지 않으면 여러 면에서 위험도가 높아집니다.

그런데도 최근 연구에 의하면 암을 치료한 분들이 오히려 성인병에 대해 무심한 것으로 나타났습니다. 혈압이나 혈당이 한두 번 높았다고 해서 무조건 약물치료를 받아야 하는 것은 아니지만, 담당 의사와 상담해 추적 관찰 및 적절한 치료를 받아야 합니다.

성인병을 예방하거나 다스리기 위해서는 식사 조절과 규칙적 운동 같은 생활 관리도 매우 중요합니다. 고혈압 관리를 위해서는 음식을 싱겁게 먹어 염분 섭취를 줄이고, 육류와 같은 동물성 지방 섭취를 줄여야 하며, 가급적 매일 30분 이상 빨리 걷거나 가벼운 달리기 등 조금 숨이 찬 운동을 하십시오. 당뇨 관리를 위해서는 간식이나 야식으로 빵, 과자, 아이스크림, 단 음료수 등을 통한 당분 섭취를 최대한 삼가야 합니다. 그리고 식후에 숨이 찬 운동을 30분 정도 하면 혈당 조절에 큰 도움이 됩니다.

대장암을 앓은 사람은 그렇지 않은 사람에 비해 대장 외의 다른 부위에 암이 발생할 확률도 높다. 이럴 때 대장암을 원발암이라 하고, 다른 부위에 새로 생기는 암은 이차암이라고 부른다. 대장암을 치료한 사람들은 이차암으로 위암, 전립선암, 유방암, 자궁내막암이 발생할 확률이 일반인의 1.5배 이상이다. 좀 더 구체적으로는 만 40세 이상은 국민건강보험공단에서 실시하는 위암, 유방암, 자궁경부암 검진을 2년에 한 번씩 받아야 한다. 그리고 남성은 전립선 진찰과 함께 혈액검사를 통한 전립선특이항원(PSA) 검사를 2년에 한 번씩 받고, 여성도 부인과에서 정기 진찰을 받을 것을 권한다.

말기암 환자를 위한 호스피스 완화의료

96. 왜 더 이상 암 치료를 못하나요?

치료에 대한 희망으로 힘든 치료를 견뎌온 환자와 가족이 더 이상 암 치료가 어렵다고 들었을 때의 충격과 절망은 말로 표현하기 어려울 것입니다.

이전보다 암 치료가 발전하긴 했으나, 초기에 발견하지 못하고 진행한 암이나 다른 장기에 퍼진 전이암은 안타깝게도 여전히 치료가 어렵습니다. 이 경우 완치는 어렵지만 암이 더 이상 나빠지는 것을 막거나 암 때문에 생기는 증상 조절을 위해 완화 목적의 항암치료, 방사선치료, 수술치료를 할 수 있습니다.

그러나 이렇게 치료를 계속 했는데도 암이 악화되거나, 치료 부작용이 심한 경우, 체력이 너무 떨어져 치료를 견딜 수 없는 경우에는 무리하게 치료를 지속하는 것이 환자에게 오히려 해가 될 수 있어 치료를 부득이 중단하게 됩니다. 또한 대장암에 효과가 있다고 알려진 항암제를 모두 써서 더 이상 써볼 수 있는 항암제가 없는 경우, 환자 본인이 치료를 강력히 거부하는 경우에도 암 치료를 중단하게 됩니다.

간혹 대장암이 폐에만 남아 있는데 폐암으로 치료해야 하는 게 아닌지 궁금해 하는 경우가 있습니다. 대장암이 폐로 전이된 경우는 대장암 세포가 폐로 옮겨간 것이지 원래 폐에 있던 세포에서 암이 생긴 것이 아니므로 폐암에 맞춰서 치료하지 않고 대장암에 맞춰서 치료합니다.

97. 환자에게 말기라는 사실을 알리는 것이 나을까요?

암 치료가 어렵다는 사실을 환자가 알게 되면 충격 받고 낙담할까 봐 환자에게 알리는 것을 주저하는 경우가 많습니다. 그러나 환자들은 대부분 본인의 상태에 대해 알고 싶어합니다. 환자가 스스로의 상태를 알고 싶어한다면, 환자에게 알리는 것이 좋습니다. 환자에 따라 의료진에게서 직접 설명을 듣고 싶어하거나 가족을 통해 듣고 싶어하기도 합니다.

환자에게 말기라는 사실을 숨기고 무조건 좋아질 것이라고 이야기하는 것은 가족, 의료진에 대한 환자의 불신을 초래하거나 더 큰 실망을 불러올 수 있습니다. 그리고 환자가 본인의 상태를 모르면, 앞으로 어떻게 지내면 좋을지, 호스피스를 이용할 것인지, 환자에게 중요한 일(보고 싶은 사람을 만나거나 가족들과 시간을 보내는 등)을 계획할 수 없어 우왕좌왕하다가 가족들과 마지막 인사도 제대로 나누지 못하고 임종을 맞이하기도 합니다.

본인이 말기라는 사실을 알게 된 환자들은 죽음에 대한 두려움보다는 고통이 심해지거나 가족에게 짐이 될까 봐 걱정하는 경우가 많습니다. 그래서 암에 대한 치료는 중단하지만 체력을 유지하고 고통을 완화하는 치료(호스피스 완화의료)는 지속될 것임을 설명하여 환자의 불안을 경감시킬 수 있습니다.

98. 암 치료를 중단하면 통증이 점점 심해지나요?

암이 악화된다고 항상 통증도 따라서 심해지는 것은 아닙니다. 암은 커졌는데 통증을 전혀 느끼는 않는 경우도 있고, 암의 크기가 작은데도 통증이 심할 수 있습니다. 즉 암 치료를 못해서 암이 나빠지더라도 통증이 항상 심해지는 것은 아닙니다. 그리고 말기암 환자의 통증은 진통제를 비롯한 다각적인 치료를 동원하여 대부분 조절할 수 있습니다.

현재는 통증이 심하지 않은데 임종이 가까우면 통증이 더욱 심해질까 봐 걱정하는 분도 있습니다. 그러나 극심한 통증으로 고통스럽게 임종하는 경우는 많지 않습니다. 임종이 가까워지면 통증이 악화되기보다 의식이 떨어져 자는 시간이 늘어나는 경우가 많습니다. 간혹 통증이 심해지는 경우에는 임종이 가깝더라도 진통제를 투여하여 통증을 조절할 수 있습니다.

한편 환자의 전신 상태가 악화되면서 뇌기능 저하에 의해 섬망이 발생하여 환자가 안절부절하거나 신음소리를 내어 아픈 것처럼 보일 수 있습니다. 이 경우 환자가 스스로 어디가 불편한지 표현하기 어려워 통증인지 섬망인지 구별이 어려울 수 있어, 의료진이 환자의 병력과 상태를 검토하여 가능성이 높은 원인을 추정하여 증상을 조절합니다.

99. 말기암 환자인데 통 식사를 못 하고 살이 빠져요.

암이 악화되면서 식사량이 줄고 살이 빠지는 경우가 종종 있는데 이를 악액질이라고 합니다.

악액질이 지속되면 밥맛이 없고, 조금만 먹어도 배가 부르고, 피로하고, 근육이 파괴되어 살이 빠지는 증상이 생깁니다. 말기암 환자의 악액질은 암에 의한 일종의 만성 염증 반응으로 암 자체가 호전되어야 악액질도 회복될 수 있습니다. 즉, 암이 치료되지 않는 상태에서는 식사량을 늘리거나 영양제를 맞는 것으로 악액질을 치료하기 어렵습니다.

한편 말기암 환자가 식사를 못하는 데에는 암에 의한 악액질 외에 다른 원인도 있습니다. 예를 들어 통증, 입마름, 변비, 구토, 우울, 불안 등이 심하면 식사를 못할 수 있는데, 이런 경우에는 적극적으로 증상을 치료하여 식사도 호전될 수 있습니다. 환자에 따라 냄새(음식, 주변 환경)에 민감해지거나 음식 맛을 느끼는 감각이 변해서 식사를 못하는 경우도 있습니다. 이 경우 냄새 자극을 줄이고 음식을 다양하게 시도해 볼 수 있습니다. 식욕촉진제를 처방 받아 복용하는 것도 도움이 됩니다. 그러나 음식 섭취를 너무 강요하면 환자와 가족 모두에게 스트레스가 됩니다. 가급적 환자가 잘 섭취하는 음식으로 소량씩 원할 때마다 드시도록 해주세요.

암이 점점 더 악화되어 임종이 임박한 경우에는 미음이나 물을 삼키기도 힘들어집니다. 이 때는 스스로 음식을 삼킬 수 없어 음식이나 물이 기도로 넘어가 환자가 괴로워할 수 있으므로 억지로 먹이지 마십시오.

100. 호스피스 완화의료가 뭔가요? 말기암 환자는 다 호스피스 병동에 입원하나요?

호스피스 완화의료는 말기 환자의 고통스러운 증상을 적극적으로 조절하고 환자와 그 가족을 심리·사회·영적으로 지지하여 삶의 질을 향상시키는 것을 목표로 하는 의료 서비스입니다. 호스피스 완화의료 팀에는 의사, 간호사, 사회복지사, 자원봉사자, 요법치료사, 성직자 등 다양한 전문가들이 참여하여 통증, 호흡곤란, 구토, 우울, 불안, 섬망 등의 다양한 증상을 조절하고 환자와 가족이 궁금해 하고 걱정하는 내용을 상담하고 상황에 대처할 수 있도록 지지합니다.

흔히 호스피스 완화의료라고 하면, 호스피스 병동에 입원해서 돌아가실 때까지 계속 지내는 것으로 생각합니다. 그러나 환자의 상태 및 환자와 가족이 원하는 바에 따라 병동에 입원할 수도 있고, 집에서 가정 호스피스 방문을 받거나 통원 치료를 할 수 있습니다.

호스피스 병동에는 통증 및 신체적 증상이 심각하거나 심리·사회적 이유 등으로 집에서 지내기 어려운 경우에 입원합니다. 호스피스 병동에서 증상이 조절되면 집으로 퇴원했다가 힘들면 다시 입원할 수 있습니다. 환자가 집에서 지내는 경우 외래 진료 혹은 가정 호스피스를 이용할 수 있습니다.

호스피스 완화의료는 환자를 포기하는 것이 아닙니다. 호스피스 완화의료는 환자가 존중 받고 몸과 마음의 고통을 덜 수 있도록 돕습니다.

보건복지부에서는 호스피스 완화의료를 제공할 수 있는 기준을 갖춘 의료기관을 호스피스 완화의료 전문기관으로 지정하고 있습니다. 전국 호스피스 완화의료 전문기관의 위치, 의료진, 연락처, 이용 절차 등은 호스피스 완화의료 웹사이트(hospice.cancer.go.kr)에서 확인할 수 있습니다.

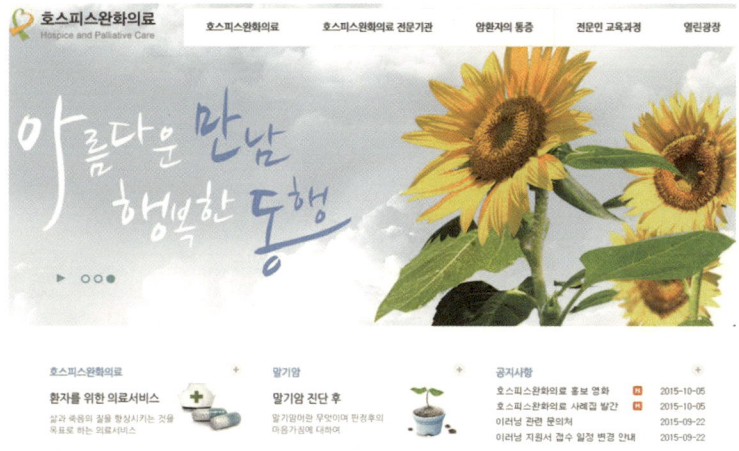

〈호스피스 완화의료 홈페이지 http://hospice.cancer.go.kr〉

대장암 100문100답 · 집필진 소개

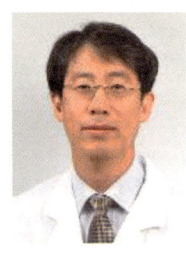

김대용 / 국립암센터

서울의대, 의학박사
대장암센터/양성자치료센터 방사선종양학과 전문의
주요 진료 및 연구 분야: 대장암의 방사선치료

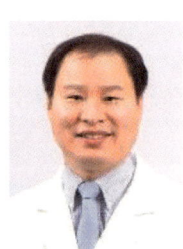

김대현 / 국립암센터

서울의대, 의학박사
대장암센터/통증클리닉 마취통증의학과 전문의
주요 진료 및 연구 분야: 대장암 환자의 마취, 대장암 환자의 통증관리

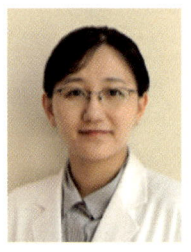

김민정 / 국립암센터

서울의대, 의학박사
대장암센터/대장항문외과 전문의
주요 진료 및 연구 분야: 대장암 및 직장암의 최소 침습수술,
복막전이성 대장암의 수술적 치료

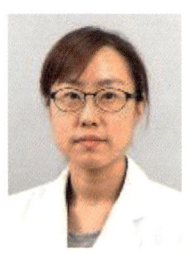

김민주 / 국립암센터

중앙의대, 의학석사
대장암센터/영상의학과 전문의
주요 진료 및 연구 분야: 대장암의 영상 진단,
대장암의 가상내시경 진단

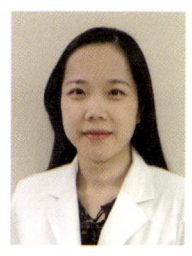

김번 / 국립암센터

연세의대, 의학박사과정
대장암센터/암예방검진센터 소화기내과 전문의
주요 진료 및 연구 분야: 대장용종, 대장암, 염증성 장질환 등
소화기 질환의 진단 및 내시경치료

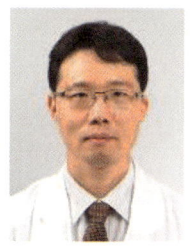

김병창 / 국립암센터

연세의대, 의학박사과정
대장암센터/암예방검진센터 소화기내과 전문의
주요 진료 및 연구 분야: 대장암의 내시경 진단 및 치료,
대장암의 예방 및 검진, 염증성 장질환

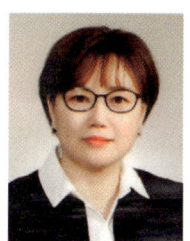

김숙경 / 국립암센터

이화여대, 간호학석사
대장암센터/수간호사
국제 장루,창상,실금 전문간호사
종양 전문간호사

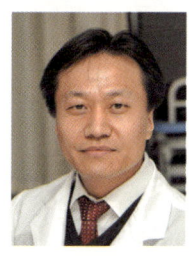

김열 / 국립암센터

서울의대, 의학박사
암예방검진센터/가정의학클리닉 가정의학과 전문의
국가암관리사업본부 암관리사업부장
주요 진료 및 연구 분야: 암생존자 건강관리, 호스피스 완화의료

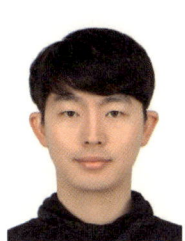

박성실 / 국립암센터

전남의대
대장암센터/대장항문외과 전문의

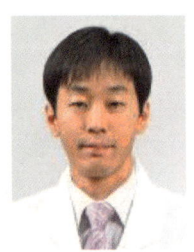

박성찬/ 국립암센터

서울의대, 의학박사
대장암센터/대장항문외과 전문의
주요 진료 및 연구 분야: 대장암의 수술적 치료,
전이성, 재발성 대장암 수술

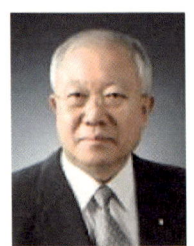

박재갑/ 국립암센터

서울의대, 의학박사
대장암센터/대장항문외과 전문의
주요 진료 및 연구 분야: 유전성 대장암의 진단 및 치료

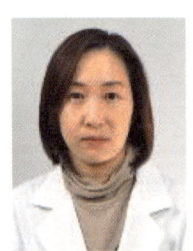

백지연/ 국립암센터

가톨릭대학교, 의학박사과정
대장암센터/혈액종양내과 전문의
주요 진료 및 연구 분야: 대장암의 항암화학치료,
말기암 환자의 완화의료

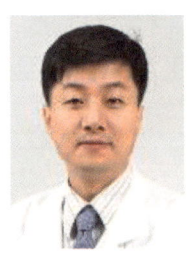

손대경/ 국립암센터

서울의대, 의학박사
대장암센터장, 대장암센터/암예방검진센터 대장항문외과 전문의
주요 진료 및 연구 분야: 조기대장암의 내시경치료,
대장암의 예방 및 검진

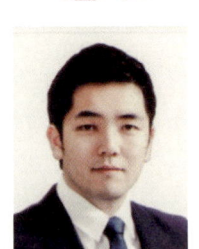

손병훈/ 국립암센터

한림의대
대장암센터/대장항문외과 전문의

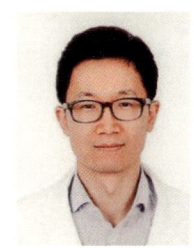

송광섭/ 국립암센터

전남의대
대장암센터/대장항문외과 전문의

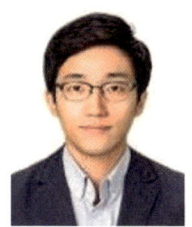

오정렬/ 국립암센터

전남의대
대장암센터/대장항문외과 전문의

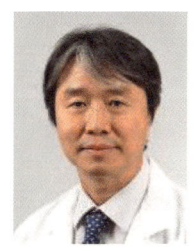

오재환/ 국립암센터

서울의대, 의학박사
대장암센터/대장항문외과 전문의
주요 진료 및 연구 분야: 대장암의 수술적 치료, 최소 침습수술

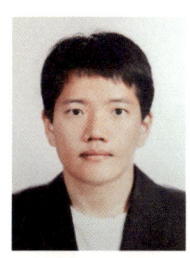

오형민/ 국립암센터

전남의대
대장암센터/대장항문외과 전문의

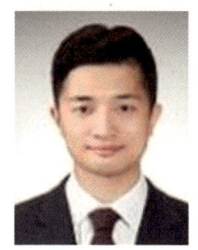

임한기/ 국립암센터

중앙의대
대장암센터/대장항문외과 전문의

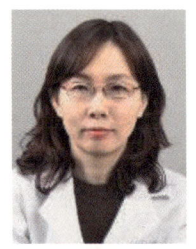

장희진 / 국립암센터

고려의대, 의학박사
대장암센터/병리과 전문의
주요 진료 및 연구 분야: 대장암의 병리학적 진단

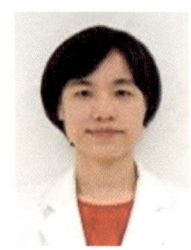

조현정 / 국립암센터

서울의대, 의학석사
완화의료클리닉
주요 진료 및 연구 분야: 암환자 완화의료

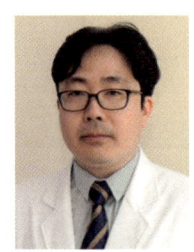

차용준 / 국립암센터

서울의대, 의학석사
대장암센터/혈액종양내과 전문의
주요 진료 및 연구 분야: 대장암, 항문암, 복막중피종, 소화기육종,
가성점액종의 항암화학요법

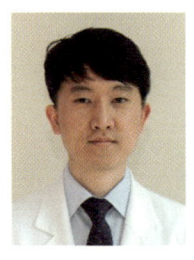

최문기 / 국립암센터

성균관의대, 의학석사
대장암센터/혈액종양내과 전문의
주요 진료 및 연구 분야: 대장암, 항문암, 복막중피종, 소화기육종,
가성액종의 항암화학요법

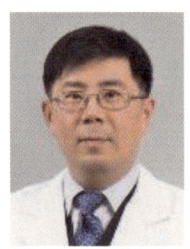

한경수 / 국립암센터

전남의대, 의학박사
대장암센터/암예방검진센터 대장항문외과 전문의
주요 진료 및 연구 분야: 대장암의 내시경 진단 및 치료,
대장암의 예방 및 검진

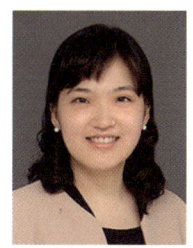

허보윤 / 국립암센터

서울의대, 의학석사
대장암센터/영상의학과 전문의
주요 진료 및 연구 분야: 대장암의 영상학적 진단,
복부영상 판독 및 초음파와 조직검사

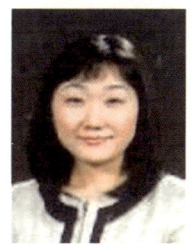

홍용은 / 국립암센터

삼육대학교, 간호학석사
장루, 창상, 실금 전문간호사
국제 장루, 창상, 실금 전문간호사
종양 전문간호사

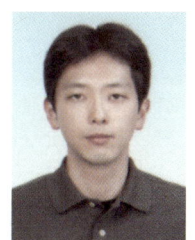

홍윤화 / 국립암센터

전북의대
대장암센터/대장항문외과 전문의

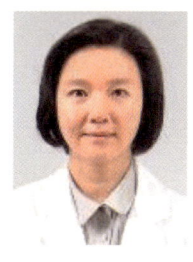

홍창원 / 국립암센터

서울의대, 의학박사
대장암센터/암예방검진센터 대장항문외과 전문의
주요 진료 및 연구 분야: 대장암의 내시경 진단 및 치료,
대장암의 예방 및 검진

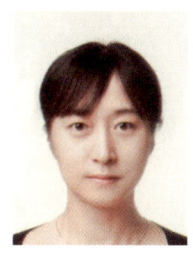

김소영 / 국립암센터

서울대학교 식품영양학과 학사/석사
서울대학교 보건학박사 수료
국립암센터 임상영양실 근무 중

대장암 100문100답 개정판

초 판 1쇄 발행	2011년 6월 15일
개정판 1쇄 발행	2017년 12월 26일
개정판 2쇄 발행	2020년 12월 18일

지은이	대장암센터
펴낸이	국립암센터 원장
펴낸곳	국립암센터
등록일자	2000년 7월 15일
등록번호	일산 제116호
주소	경기도 고양시 일산동구 일산로 323
출판	031) 920-1954
관리	031) 920-1373
팩스	031) 920-1959

대표전화	1588-8110
국가암정보센터	1577-8899
진료예약	031) 920-1000
암예방검진센터	031) 920-1212
홈페이지	www.ncc.re.kr

ISBN 978-89-92864-41-1   03510

잘못된 책은 구입하신 곳에서 바꿔 드립니다.